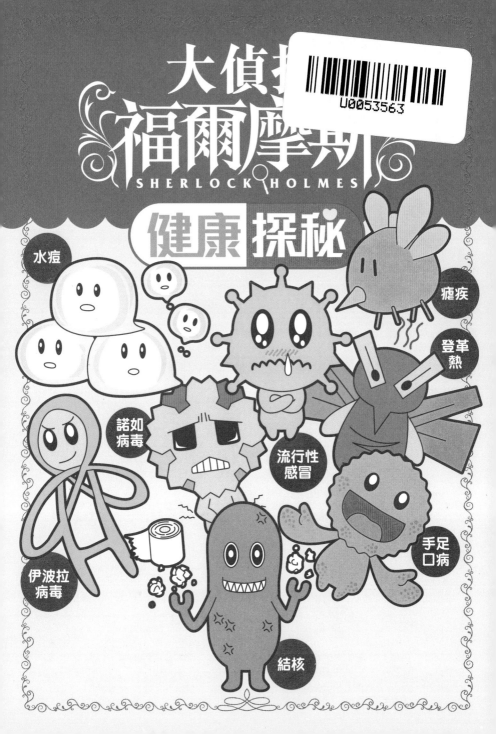

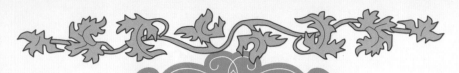

人物介紹

福爾摩斯
倫敦最著名的私家偵探，精於觀察分析，各方面的知識也十分豐富。

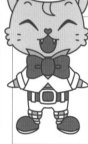

華生
曾是軍醫，為人善良又樂於助人，經常幫大家看病。

小兔子
少年偵探隊的隊長，最愛多管閒事。

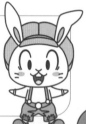

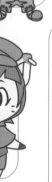

愛麗絲
房東太太親戚的女兒，牙尖嘴利又聰明過人。

李大猩&狐格森
蘇格蘭場的孖寶警探，愛出風頭但魯莽笨拙。

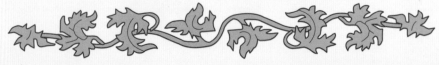

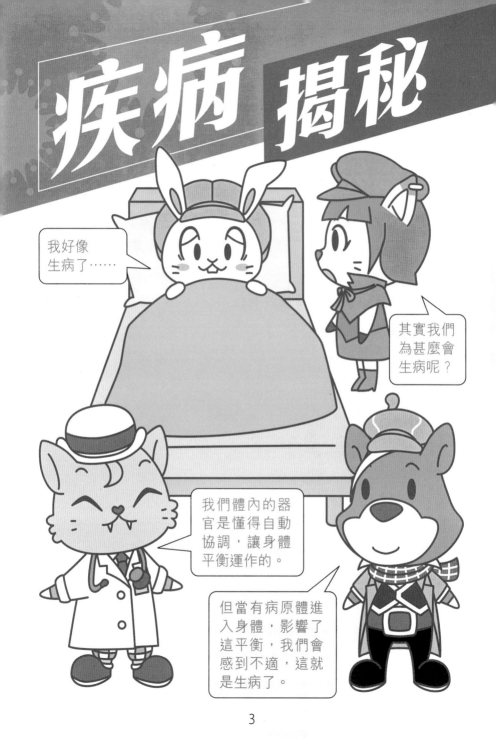

最近傳染病肆虐，要做好預防措施啊。

為甚麼生病也會傳給其他人？

那麼你首先要認識一下我們身上的無數小生命。

生病的秘密！
細看傳染病

〈 3大類病原體 〉

病毒

感染方式：侵入人類細胞後進行增殖。

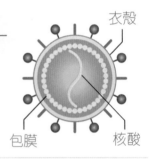

衣殼

包膜　　核酸

細菌

感染方式：附在人體內後，以自我分裂進行增殖。部分亦會侵入人體細胞，並排放毒素。

細胞壁　菌毛
鞭毛
擬核
細胞膜　核糖體

黴菌

感染方式：像植物般在人體內發芽，並產生菌絲及大量增殖。

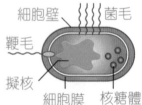

粒線體
細胞質
核
液泡　細胞膜

這些就是令我們生病的「病原體」。

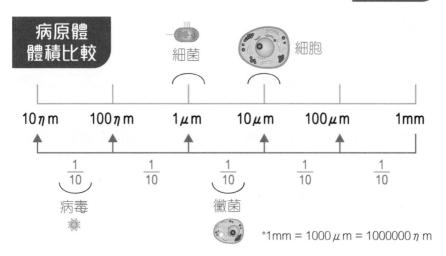

病原體體積比較

細菌

細胞

| 10ηm | 100ηm | 1μm | 10μm | 100μm | 1mm |

$\frac{1}{10}$ $\frac{1}{10}$ $\frac{1}{10}$ $\frac{1}{10}$ $\frac{1}{10}$

病毒

黴菌

*1mm = 1000μm = 1000000ηm

　雖然肉眼看不見，但細菌其實無處不在。我們的皮膚、眼耳口鼻、消化及排泄系統中都有大量細菌。單是腸臟就內藏約500種、100兆個細菌，協助我們分解食物及製作維他命。

　人體內的細菌，大部分都有助我們健康。但若我們的抵抗力下降，免疫系統失效時，這些平時無害的細菌也有可能引發病變。

傳染病是甚麼？

　傳染病是指病原體（病毒、細菌、黴菌等）經由空氣、水、食物或動物等不同媒介，進入人體，引起疾病。而部分疾病未必有即時而明顯的病徵，病菌會透過帶菌者的飛沫、體液或排泄物等傳染給其他人。

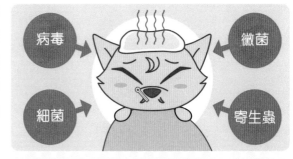

病毒　　黴菌

細菌　　寄生蟲

傳染途徑

要阻截傳染病，首先要瞭解傳染的途徑。

接觸傳染

被病原體污染的物件，如排泄物、食物、器具等。

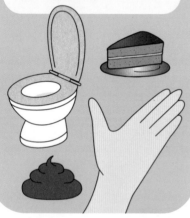

空氣傳染

在空氣浮游的微細粒子（直徑 0.005mm以下）

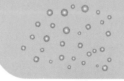

◀飛沫核

動物

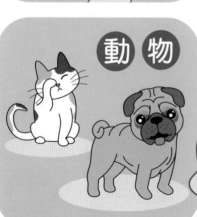

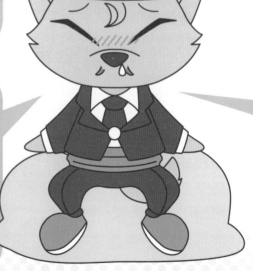

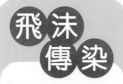

飛沫傳染

咳嗽等散播的飛沫（直徑0.005mm以上）

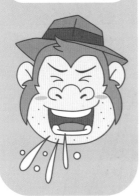

昆蟲

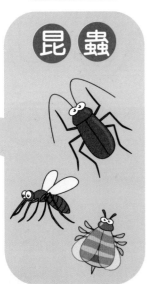

預防傳染病的 3個要點

減少被傳染的機會

因為一般手最易接觸病毒，所以回家後、烹飪或進食前勤洗手，外出時亦應盡量避免用手接觸口鼻。

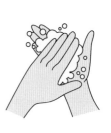

接種預防疫苗

注射疫苗後，人體內會產生抗體，能有效防止染上特定疾病。

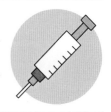

提升抵抗力

保持適量運動及充足睡眠，可提升抵抗力，減少染病。

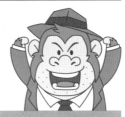

　若不幸染病，應儘快求醫，並戴上口罩，避免將病毒傳染給其他人。

那麼，到底細胞是甚麼？病原體會怎樣影響我們健康？

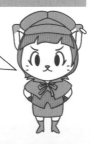

這就是細胞！

細胞膜

將細胞內的物質與外在環境分隔開，保護細胞內的物質，就像一個盛滿水的膠袋。

細胞膜有很多道門讓物質穿過，這些門很聰明，能夠分辨不同的物質，並只讓適合的物質穿過，從而確保細胞正常運作。

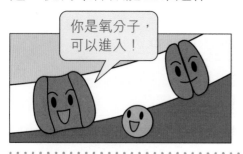

你是氧分子，可以進入！

細胞質

質感就像啫喱，充滿着細胞膜所包圍的空間。細胞質含有各種維持生命所需的物質，例如蛋白質、脂肪、DNA等，是細胞運作的主要地方。

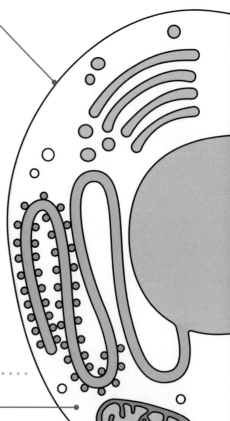

我們的身體都是由細胞組成。雖然不同組織的細胞結構、外形都不同，但基本結構都是這樣的。

細胞核
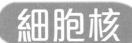

是整個細胞的指揮中心，發出指令讓細胞執行各種任務。細胞內大部分遺傳物質，如DNA，都儲藏在這裏。當細胞受損，細胞核中的DNA就會指揮製造某些蛋白質，修補受損的部分。

受各種因素影響，每個細胞每天所受的損害可達1百萬次！

細胞核

我就要不停進行修復！全靠我，你們才能保持健康呢！

粒線體

我們吸入的氧到達細胞後就會走到這裏，與葡萄糖進行呼吸作用，從而製造能量。我們身體每分每秒所耗用的能量，就是在這裏產生的！

氧

葡萄糖

呼吸作用 ➡ 能量

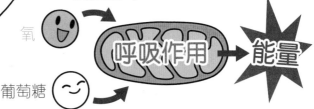

接下來説説病毒，病菌和黴菌都是在人體內分泌有毒物質刺激細胞引起不適，但病毒的致病原因就有點不同了。

解構病毒

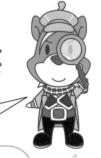

病毒遍佈我們四周，但仍有很多未解之謎呢！

甚麼是病毒？

　　病毒是極微小的顆粒，長度通常只有17至300納米，必須用電子顯微鏡才能看到。它擁有較原始的生命特徵，僅由核酸（DNA脫氧核糖核酸 或RNA核糖核酸）、蛋白質和脂質等物質組成。其一大特點是具有專性寄生性，即不能離開宿主細胞獨立複製和增殖。

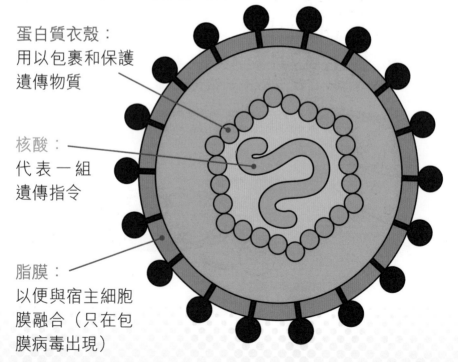

蛋白質衣殼：
用以包裹和保護
遺傳物質

核酸：
代表一組
遺傳指令

脂膜：
以便與宿主細胞
膜融合（只在包
膜病毒出現）

病毒的外型

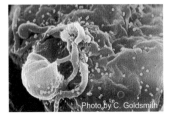
▲愛滋病毒

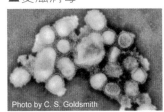
Photo by C. S. Goldsmith

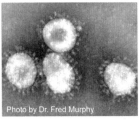
Photo by Dr. Fred Murphy
▲SARS冠狀病毒
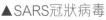
◀H1N1流感病毒

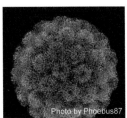
Photo by Phoebus87
▲猿猴病毒40

病毒與細菌的差別

　　病毒和細菌常被混為一談，因為都能引起疾病，但兩者間其實存有很大差異。

病毒		細菌
非生物	類別	單細胞生物
含遺傳物質、蛋白質衣殼和脂膜	結構	有細胞壁、細胞膜、細胞質及擬核
17 — 300 納米	大小	500 — 1000 納米
依賴宿主生存及增殖	生存模式	能獨立生長和繁殖
將遺傳指令釋入宿主細胞，利用它來複製病毒	繁殖方法	細胞壁分裂，形成兩個子代細胞（二分裂法）

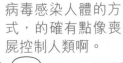
病毒竟然不是生物，難道是……喪屍？

病毒感染人體的方式，的確有點像喪屍控制人類啊。

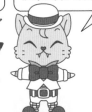

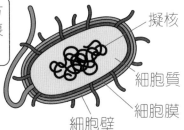
擬核
細胞質
細胞膜
細胞壁

病毒如何感染人體？

　　病毒存在於周圍的環境中，可通過口、鼻或皮膚上的傷口進入體內，並循以下步驟進行感染：

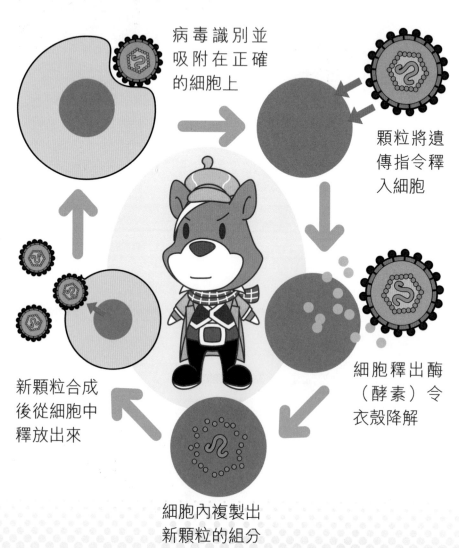

病毒識別並吸附在正確的細胞上

顆粒將遺傳指令釋入細胞

細胞釋出酶（酵素）令衣殼降解

細胞內複製出新顆粒的組分

新顆粒合成後從細胞中釋放出來

細胞破裂

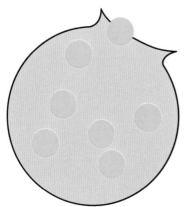

新病毒顆粒脫離宿主細胞後，可造成兩個結果：一是細胞破裂死亡；一是顆粒連帶細胞膜一起脫離，使細胞不致完全破壞。

細胞不完全破壞

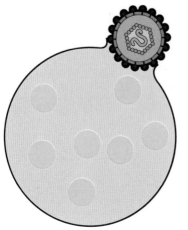

表面上第二種形式對細胞的傷害較小，但事實上，病毒只是為了保留更多的活細胞，利用它們複製出更多的顆粒，加快體內蔓延速度。流感病毒、水痘病毒、愛滋病毒，以及伊波拉病毒等等，都是以這種方法感染人體的。

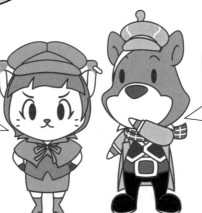

可是，病毒是怎樣跳到另一個人身上的？

嘿，知道呼吸系統是怎樣運作嗎？這是最常見的傳播方式！

肺部從不間斷的運作

新鮮的氧氣是用來維持體內器官運作，但是在氧氣到達各器官前，會先經過氣管進入肺部進行處理。

1 氧氣經過氣管進入

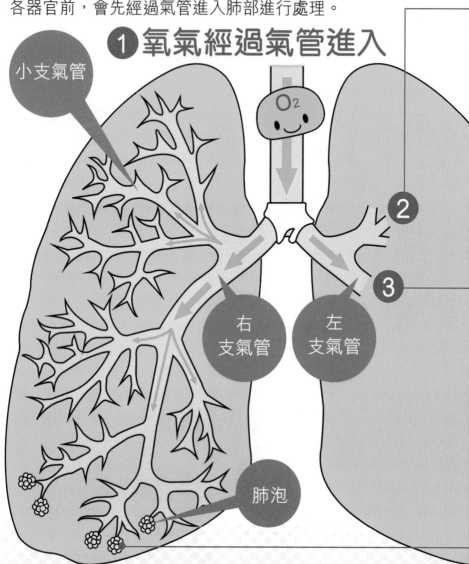

小支氣管

O_2

右支氣管

左支氣管

肺泡

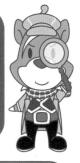

氧氣沿着支氣管而行

肺負責處理吸入及排出氣體，與心臟同樣由堅硬的胸骨保護。肺佔胸腔較大空間，但重量只有500克，比肝臟要輕。

氧氣到達肺泡進行交換氣體

支氣管不斷分支成樹狀，分佈在兩片肺葉上，經過20至23次分支後，空氣到達小支氣管末端的肺泡，進行氣體交換，也就是呼吸作用。

肺泡的直徑僅有0.3mm，密集地連接着小支氣管。成年人的肺臟表面約有5億個肺泡，肺泡內佈滿微血管，有利氣體進行交換。

▶肺泡形狀可增加表面積，方便同時進行大量氣體交換。

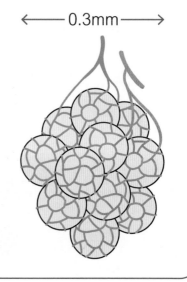

←── 0.3mm ──→

※為方便閱讀及理解，圖中的肺泡經過放大，支氣管亦未有分支20次。

甚麼是氣體交換

氣體交換是指體內氧氣跟二氧化碳的交換,分為兩種,在肺泡中進行的稱為外呼吸,而在帶氧血流經各器官時進行的交換則是內呼吸。

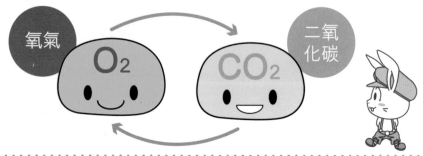

氧氣 O_2

二氧化碳 CO_2

{ 外呼吸 }

肺泡接收血液中不需要的二氧化碳,經氣管排出體外,同時把氧氣傳到血液手上,讓血液把氧帶到其他器官。

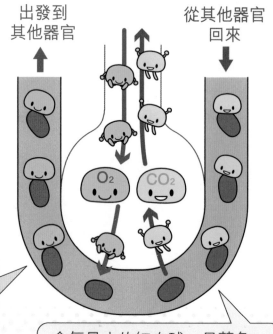

出發到其他器官

從其他器官回來

O_2　CO_2

含氧量多的紅血球,呈紅色。

含氧量少的紅血球,呈藍色。

內呼吸

血液帶着氧氣經過其他器官時，會把氧氣交予細胞組織，讓器官維持運作。

各器官細胞吸收氧氣後，會排出二氧化碳到血液中，讓它再回到肺部進行氣體交換。

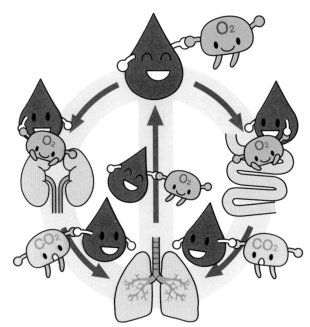

不願動彈的肺

肺葉沒有肌肉，無法主動改變形狀，不過腦幹可以控制肺下方的橫隔膜收縮或是放鬆。

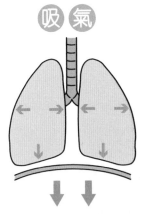

▶ 橫隔膜收縮下移，胸腔容量增加，肺部就會擴張。

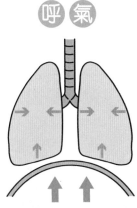

▶ 橫隔膜放鬆上移，胸腔容量減小，逼使肺部壓縮。

鼻腔的呼吸系統防衛網

鼻的構造

我們平日看到的鼻樑、鼻翼跟鼻孔屬於外鼻部分，由鼻骨及軟骨組織構成，而鼻腔內的構造則要複雜多。

鼻腔除上鼻甲外，各處均被呼吸區黏膜覆蓋。當空氣進入鼻腔時，黏膜上的黏液及纖毛能過濾空氣，保護身體不會受細菌感染。

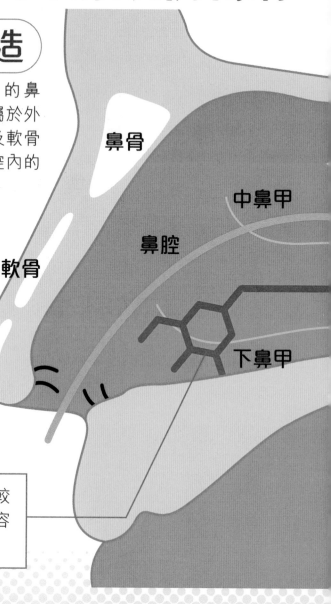

鼻骨

中鼻甲

鼻腔

軟骨

下鼻甲

這部分黏膜較薄，因此較容易受傷出血。

上鼻甲被嗅區黏膜覆蓋，負責辨別氣味分子。當氣味分子溶入黏液中，就會和嗅細胞的感受器結合而產生嗅覺。

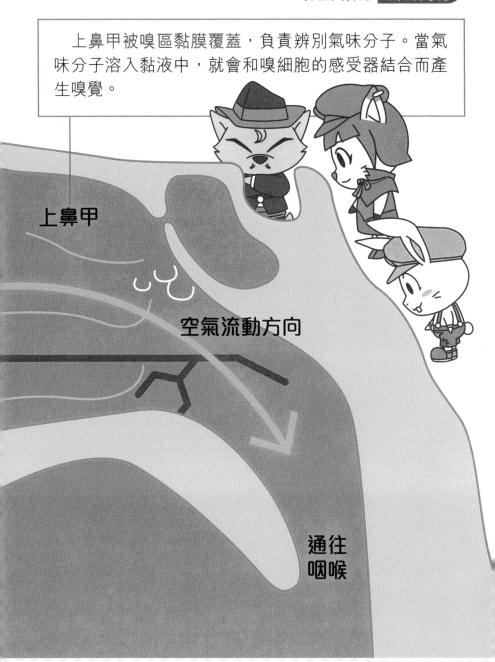

上鼻甲

空氣流動方向

通往咽喉

黏 液

除了能讓鼻腔內保持濕潤外，黏液還含有溶菌酶，能破壞細胞壁的糖鏈，殺死細菌。

纖 毛

阻隔空氣中的污染物及致病微生物，防止它們被吸進體內，其後纖毛上的微粒會被黏液黏住，連同鼻涕分泌排出體外。

微血管

黏膜內佈滿微血管，具有靈活的舒縮性，能迅速改變其充血狀態，調節吸進體內的空氣溫度，讓它們變成接近人體的溫度，避免因溫差太大而刺激到肺部。

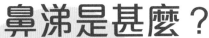

鼻涕是甚麼？

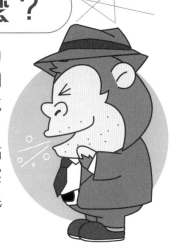

鼻涕是由黏膜分泌腺體分泌出來的黏液，由水、蛋白質及一些脫落的細胞等組成，作用是清除鼻內的異物或病菌。

跟口水相似，黏膜會持續地分泌黏液，但是分泌量不多，所以未必會察覺到。舊的黏液會隨着鼻腔裏的纖毛送到口咽部，再由胃部分解。

鼻涕都藏在哪裏？

鼻涕並不是一直儲藏在我們身體裏，而是由黏蛋白混合其他體液才出現。

鼻黏膜中含有杯狀細胞，能夠製造出吸水性強的黏蛋白，當黏蛋白大量吸收水分後，體積能膨脹近600倍。在正常情況下，人體每天只需要1毫升的黏蛋白就足夠讓鼻子保持濕潤。

當我們生病時，身體想要盡快把病菌排出體外，於是大量製造黏蛋白，生產更多黏液，因此會不斷流出鼻涕。

不過鼻黏膜也非完美無瑕，總有病原體會突破防線，這時候打噴嚏反而會成為傳播的幫兇！

打噴嚏對身體有何影響？

雖然打噴嚏能把體內的病原體排出來，但病原體會借助這道力量飛到遠處，附在四周的人身上，這樣就傳染給他們了。

打噴嚏時的身體變化

2

肺部周圍的肌肉劇烈收縮

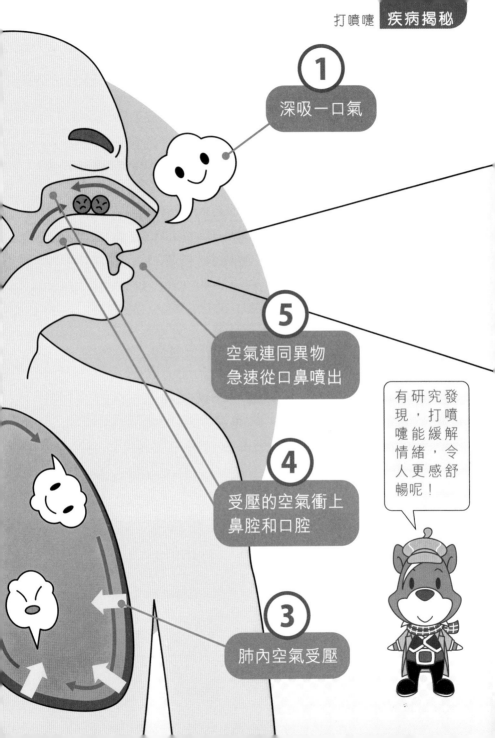

打噴嚏的原因

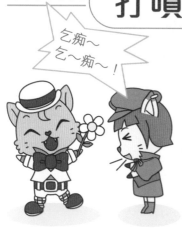

乞痴～
乞～痴～！

　　人體一般是為了把刺激物或外來物從鼻腔驅趕出來，才會打噴嚏。譬如在感冒時，打噴嚏可幫助清潔黏液鼻涕；若對灰塵、黴菌、花粉等過敏，也可經此排出致敏原。因此，打噴嚏只是個具防禦性的生理反應，不一定是生病了。

不要強忍噴嚏

　　忍着噴嚏不打出來，就相當於把細菌吞下！另外，摀住口鼻也會使壓力無法釋放，有可能對位於咽部與中耳鼓室之間的耳咽管造成損傷，引發耳膜破裂或中耳炎等危機。

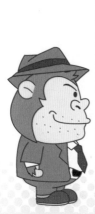

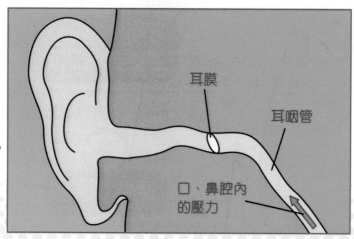

耳膜

耳咽管

口、鼻腔內的壓力

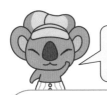

人類打噴嚏時常常閉上眼，難道是怕眼球會突出來？

使眼球突出的誤解

雖然打噴嚏時鼻腔需要承受很大壓力，但眼眶與鼻腔並不相通，而且眼球背後有肌肉和神經連接，因此「不閉上眼會使眼球突出」的情況絕不可能出現。

打噴嚏時頸部、面部和額部的肌肉均會收緊，帶動支配閉眼功能的眼輪匝肌一同收縮，我們才會不自覺地閉上眼呢！

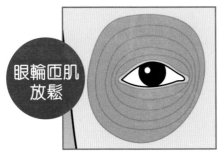

眼輪匝肌放鬆

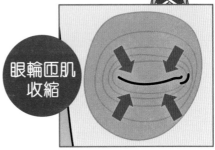

眼輪匝肌收縮

噴嚏的驚人數據

研究發現，噴嚏的速度可超過每小時160公里，比港鐵行駛速度還要快！而且噴射距離更可達3.5米。在這過程中，有1萬多個小飛沫會被噴出，當中細菌含量甚至多達30萬，能夠在空氣中懸浮10幾個小時！

所以打噴嚏的時候，記緊用紙巾或手帕捂住口鼻啊！

傳染病先鋒
流行性感冒

別看我這樣子，我的傳染性很強唷！

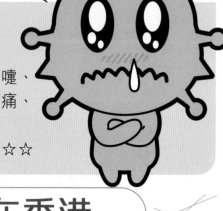

種類：病毒
潛伏期：1至4天
病徵：流鼻水、咳嗽、打噴嚏、
　　　發燒、肌肉痛、關節痛、
　　　頭痛
危險度：★★★★★★☆☆☆☆

流感在香港

流感正是透過打噴嚏傳染的病毒！

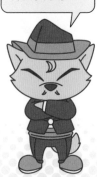

　　每10個到公立醫院急症科求診的病人，平均就有2人出現流行性感冒病類症狀。在高峰期的一、二、三、七及八月，求診比例會更多。

　　雖然流行性感冒有機會於2至7天內自行痊癒，但免疫力較低的人染上流感，可能會引起支氣管炎、肺炎，甚至腦炎等併發症，導致死亡。

會死亡!?

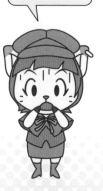

流感的攻擊方式

　　流行性感冒會以人體細胞作為兵工廠，在內部進行複製，生產流感大軍。然後大軍會利用「神經胺酸酶」離開受感染細胞，侵入其他健康細胞。

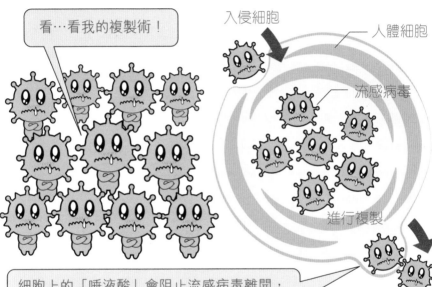

看…看我的複製術！

入侵細胞

人體細胞

流感病毒

進行複製

細胞上的「唾液酸」會阻止流感病毒離開，所以流感病毒會以其「神經胺酸酶」溶解「唾液酸」，從而離開細胞。

離開受感染細胞，侵入健康細胞。

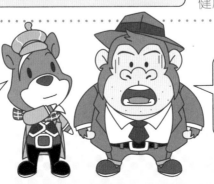

就如前面所說，病毒基本上都是以這種複製方式繁殖。

這麼難纏？那該怎樣對付？

對付流感的方法

我們早已有武器，就是「特敏福」！

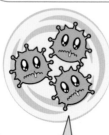

嗚！無法離開細胞！

對付流感的有效藥物名為「特敏福」。它的功用就是抑壓「神經胺酸酶」的活性，讓流感病毒無法擴散到其他細胞，減低病毒威脅、縮短療程。不過特敏福的副作用可能會引致嘔吐及精神錯亂，必須在醫生指示下使用。

流感的變身能力

雖然已有疫苗預防流感，但由於流感經常沒有規律地衍生出新的病毒，因此疫苗配方也需要每年改變。而每隔10至50年，流感就有機會出現重大病毒改變，例如1997年爆發的H5N1及2009年爆發的H1N1等，由於人類對新種病毒的抵抗力有限，所以傳染會更廣泛。

H5N1

雖然這次我輸了，但會變身後再來的！

變身!!

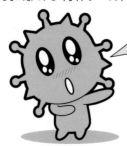

會變種的流感難以根絕，所以不能掉以輕心！

不過流感疫苗也會每年更新，只要定時接種就能有效保護自己了。

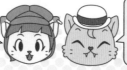

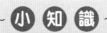

普通感冒和流行性感冒的分別

　　現時並沒有應付普通感冒的方法，藥物只用來緩解症狀。所以治療感冒，最重要還是多休息。但普通感冒的初期病徵與流感相若，所以不宜自己妄下判斷，一旦感覺到身體不舒服，就應及早求醫。

普通感冒	病徵	流行性感冒
偶爾	發燒	會，通常高達 37-38℃
不常見	頭痛	經常
輕微	肌肉痛	嚴重，特別是腰背部分
會，但不影響日常生活	疲倦	全身乏力
偶爾	流鼻水	經常
偶爾	打噴嚏	經常
偶爾	喉嚨痛	經常

普通感冒　　　　　　　　　　　流行性感冒

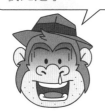

甚麼？你說普通感冒也沒藥醫？我死定了！

這是因為能引發感冒的病原體太多，醫生難以判斷。然而這些感冒病毒普遍都很弱，我們體內的免疫系統已有足夠能力擊退。

想知道有沒有更強的病原體？繼續看下去吧！

來自禽鳥的病毒
禽流感

變身後的我，傳染性會更加強唷！

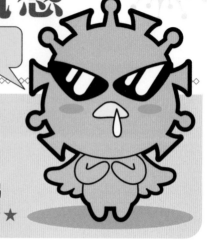

種類：病毒
潛伏期：2至7天
病徵：發燒、咳嗽、肌肉痛、
　　　腹瀉、肺炎、器官衰竭
危險度：★★★★★★★★★★★★

禽流感
有可能人傳人嗎？

　　禽流感一般只會由家禽傳人，轉由人傳人的機會普遍不高。但由於所有流感病毒都有基因突變的能力，加上禽流感病毒在人類身上罕見，人體對此病毒的免疫力不強，容易導致死亡機率增加。因此，會否突變至人傳人仍然是一大隱憂，社會也非常關注病毒的發展。

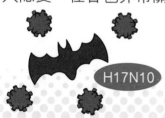

H17N10

近年美國科學家發現蝙蝠也含有禽流感病毒H17N10，為禽流感的研究帶來新進展。

禽流感形成與傳播

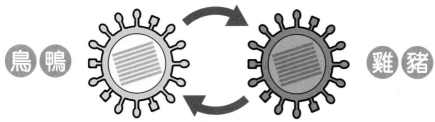

鳥 鴨　　　　　　　　　　　　　　　　雞 豬

▲鳥類及水禽類是流感病毒常見的宿主，尤其候鳥會超越地域限制，引入不同病毒至不同地方，感染家禽。

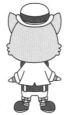

▲候鳥傳染病毒到雞等較容易染病的家禽身上，偶爾較難染病的豬也會受感染，病毒基因不時在家禽身上突變，形成新流感病毒。

禽流感病毒

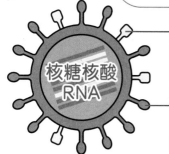

核糖核酸 RNA

血凝素 Hemagglutinin
幫助病毒進入細胞內大量複製

神經酸酵素 Neuraminidase
破壞細胞，釋放病毒。

▲禽流感病毒是粘液病毒，外狀呈球狀。外殼是蛋白質，由血凝素（簡稱H）和神經酸酵素（簡稱N）組成。殼內儲存 8 節核糖核酸（RNA），負責製造外殼的兩種蛋白質。醫學界把病毒以蛋白H和N加上數字分類，以便識別。

所以「H7N9」就是禽流感病毒的外殼有第7型號的血凝素及第9型號的神經酸酵素。

禽流感形成與傳播

病毒進入人類身體後,有機會再次變異,形成新種人傳人流感。

▶ 帶病毒的家禽本身已充滿病毒,更會透過排泄物中的病毒粒子污染空氣,或風乾後隨灰塵傳播。雖然病毒不能直接穿透人類的皮膚,但當手沾上病毒後,再觸摸眼睛、鼻子、嘴巴等沒有皮膚保護的部位,病毒即有機會由黏膜組織開始入侵並繁殖,觸發禽流感。

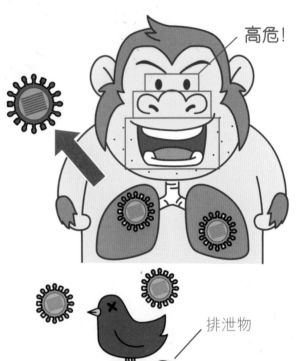

高危!

排泄物

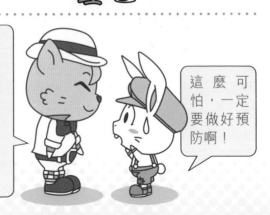

除了禽流感,還有豬流感!H5N1病毒於1997年首次在香港發現有人類被感染,此後其亞種曾經在人類之間肆虐數次。此外還有在豬隻間非常普遍的豬流感,也曾經感染人類,造成全球性大爆發。

這麼可怕,一定要做好預防啊!

感染禽流感的病徵

病徵

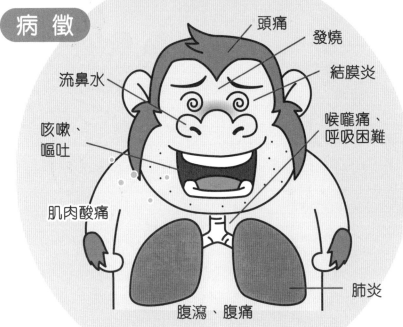

頭痛
發燒
結膜炎
流鼻水
喉嚨痛、呼吸困難
咳嗽、嘔吐
肌肉酸痛
肺炎
腹瀉、腹痛

　　人類感染禽流感後，初期會出現類似感冒的症狀，其後會發展為肺炎、結膜炎、肺部出血、胸腔積水、腎衰竭等，情況嚴重甚至會導致死亡。禽流感的特徵是病情發展快速且死亡率高。

{ 預防方法 } 處理家禽

❶避免直接接觸活家禽或活野鳥，以及其屍體。

❷應徹底煮熟家禽和蛋類，避免進食含生蛋成分的食物。直至現時為止，沒有資料顯示進食已徹底煮熟的家禽或禽鳥蛋會感染禽流感。

超乎想像的傳染力 麻疹

我能在一瞬間感染附近所有人！

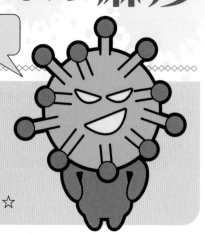

種類：病毒

潛伏期：7至18天

病徵：發燒、咳嗽、頭痛、
　　　口腔出現白點、紅疹

危險度：★★★★☆☆☆☆☆☆

麻疹是甚麼？

　　麻疹（Measles）是由麻疹病毒引起的急性呼吸道傳染病。有1至2星期的潛伏期（這段時間內不會出現病徵），病發初期會有發熱、咳嗽及流鼻水等症狀，其後出現紅疹。

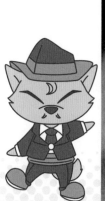

CDC/Dr. Heinz F. Eichenwald

似是而非的麻疹症狀

受感染後 7-18天	前後4天的呼吸及飛沫具傳染性	3至4天後

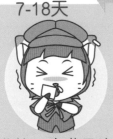

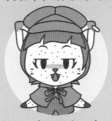

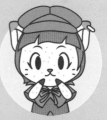

發熱、咳嗽及流鼻水。

臉上出現紅疹，後擴散至全身，並會發燒。

紅疹及發燒散去，身體漸漸恢復。

　　不少皮膚病的病徵都很相似，比如德國麻疹（又名風疹）、蕁麻疹以及小兒急疹（又名玫瑰疹），同樣會發熱及出現紅疹，病發早期容易跟麻疹混淆，不過幾種病的致病病毒並不相同，不算同種。

小兒急疹

其實有幾種皮膚病的症狀跟麻疹很相似，但實際上病原體並不相同，是不同的病呢。

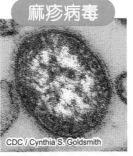

麻疹病毒

CDC / Cynthia S. Goldsmith

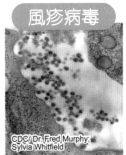

風疹病毒

CDC / Dr. Fred Murphy; Sylvia Whitfield

Photo by Emiliano Burzagli

▲連續三天發急燒，退燒後出現皮疹，無其他症狀。

麻疹的傳染性

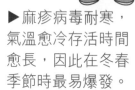

麻疹的危險性是在哪裏?

❶麻疹傳染性強,病毒經由飛沫或空氣傳播,離開患者體內後仍可保持近2小時的活性,容易在公眾間快速傳播。

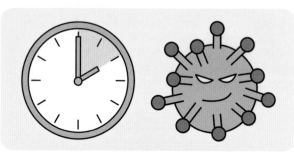

▶麻疹病毒耐寒,氣溫愈冷存活時間愈長,因此在冬春季節時最易爆發。

❷麻疹病毒在感染期間會削弱免疫細胞的能力,令身體容易感染細菌及引起併發症,例如腹瀉,部分嚴重併發症更可致命。

麻疹可引起的併發症

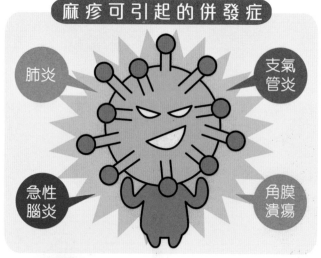

肺炎

支氣管炎

急性腦炎

角膜潰瘍

這麼危險,要快點醫治吧!

對不起,這恐怕要靠自己了。

如何應付麻疹？

目前沒有針對麻疹的治癒藥物。一般治療疾病的抗生素對病毒沒效果，受麻疹病毒感染時，只能依靠免疫系統令身體康復。孕婦免疫力較低，而沒有感染過麻疹或接種過疫苗的人士，對麻疹病毒亦沒有抗體，因此都屬於高危人士，較易受感染。

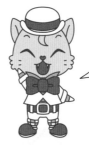

營養不良會影響免疫力，所以時刻補充營養，就能減少嚴重併發症的機會。

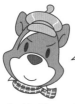

其實自1967年起，香港政府把麻疹疫苗納入「兒童免疫接種計劃」中，本地麻疹發病率就大幅下降了。

疫苗是至今最有效預防麻疹的方法。在每100個接種疫苗的人中，只有3個依然有機會患上麻疹。如果地區中較多人都接種了疫苗，傳染的速度及範圍也會被削減。

▼其他人接種過疫苗

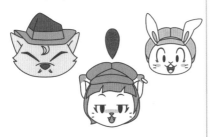

難以傳染，疫情被控制。

▼其他人沒有接種疫苗

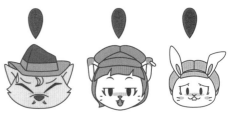

容易傳染其他人，令疫情爆發。

接種疫苗的人愈多，群體保護力就愈強。

潛伏的刺客 水痘

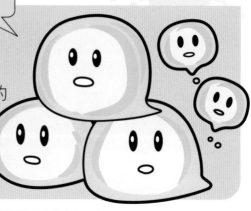

人體是我家！

種類：病毒
潛伏期：14至16天
病徵：發燒及出現痕癢的
　　　紅疹
危險度：★★★★☆
　　　　☆☆☆☆☆

水痘在香港

　　水痘是由水痘帶狀疱疹病毒引起的急性傳染病，患者多數是12歲以下的兒童。雖然香港有提供注射疫苗服務，但2016年香港仍有多達8879名水痘患者，是高度傳染的疾病。

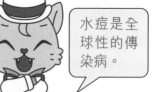

水痘是全球性的傳染病。

水痘的攻擊方式

　　水痘病毒存在於人體之中，透過飛沫或空氣傳播。接觸患者的水疱液及其分泌物也有機會受到感染。一旦水痘病毒進入人體，就會進行增殖。大約2星期後，當病毒增殖到一定程度，就會從內而外地引發紅疹。

約 2 星期

- 感染

- 潛伏期，患者可能會感到疲倦或食慾不振。

- 病發

- 感染後約2星期，開始出紅疹。

水痘在香港很常見，相信大家也有同學因患上水痘而請假數星期的經驗。

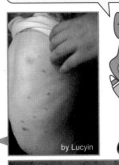

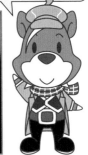

約 3 星期

- 紅疹於1日後，轉化成凸起的豆狀小水疱。

by Lucyin

- 小水疱維持約3 - 4天，然後變乾、結痂。

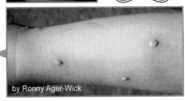

by Ronny Ager-Wick

- 痂子其後自然脫落，整個病程大約維持3星期。

- 康復

成人患水痘會更嚴重

假如小時候沒有患過水痘，也沒注射疫苗，當成年後首次患上水痘時，身體的免疫機能有可能出現過度防衛，引發更嚴重的疾病。

兒童患水痘 免疫機能較弱，症狀也相對輕微。 ➡️ 康復

成人患水痘 免疫機能較強，對病毒的反抗也更激烈，因而引發高燒。 ➡️ 引發其他嚴重的疾病。

對付水痘的方法

水痘屬於輕微疾病，會自行痊癒。但在醫生許可下，亦可使用阿昔洛韋（Aciclovir）等抗菌劑加快療程。而為免水痘傷口會受細菌感染，可使用止痕膏等外用藥物。現時已有水痘疫苗，有90%的人在接種疫苗後會終生對水痘免疫。

雖然這麼多人受感染，但很容易對付呢！

哈，我的攻勢還未完呢！

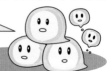

水痘的反擊「帶狀疱疹」

水痘	潛伏期

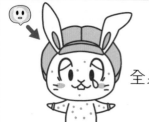

全身發疹

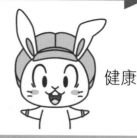

健康

年幼時感染水痘後，病毒潛伏於神經節之中。

神經

神經節

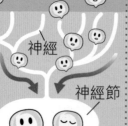

受免疫系統抑壓，病毒在神經節中處於休眠狀態。

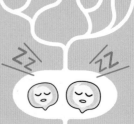

香港兒童免疫接種計劃

你知香港政府為初生嬰兒至小學六年級的學生提供的疫苗能預防多少種傳染病嗎？答案是11種。它們包括結核病、乙型肝炎、小兒麻痺症、白喉、破傷風、百日咳、肺炎球菌感染、水痘、麻疹、流行性腮腺炎及德國麻疹。

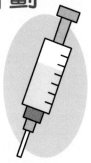

帶狀疱疹俗稱「生蛇」。約有3分1患過水痘的人，年老後會因為免疫力減弱，而被潛伏於體內的水痘病毒攻擊，出現帶狀疱疹。

帶狀疱疹	後遺症

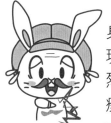

身體局部出現帶有強烈疼痛的疱疹。

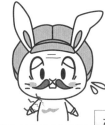

患處不時感到疼痛。

引起神經痛。

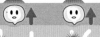

病毒從神經節起攻擊神經，再傳達皮膚。

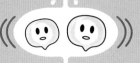

由於神經受損，所以可能會持續數月或數年發生神經痛。

強大的殺手 結核

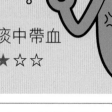

> 我有另一名字叫「肺癆」。

種類：細菌
潛伏期：數月至數十年
病徵：輕微發燒、疲倦、
　　　體重下降、咳嗽、痰中帶血
危險度：★★★★★★★★★☆☆

結核在香港

　　1950年代，香港患上結核病的人，每年逾10000人，死亡率接近25%。雖然隨着醫療技術進步，患上結核病的人已經大幅減少，但2016年仍有4412人受到感染，當中有155人因而死亡。據統計，每1000個香港人就有0.6人患上結核病，其發病率比起美英等地高出約十倍。

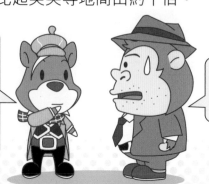

> 世界衞生組織將結核定為全球性緊急疾病，世界上有1/3人口已被結核感染。

> 1/3這麼多!?

結核的長久潛伏期

> 雖然這麼多人感染，但也有些人是一生也不病發的。

免疫力與結核大戰

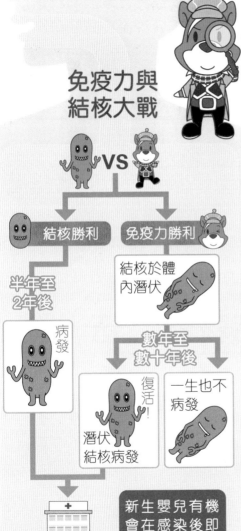

結核 vs

結核勝利　免疫力勝利

結核於體內潛伏

半年至2年後

病發

數年至數十年後

復活！潛伏結核病發

一生也不病發

需要接受治療

新生嬰兒有機會在感染後即時病發。

結核菌進入人體後約6至8週，就會增殖至1000至10000個。這時若免疫系統成功阻攔結核菌的攻擊，通常就不會立即發病。然而結核菌仍會潛伏在體內達數十年之久。如果日後被感染者的免疫力下降，結核菌便可能再次發動攻勢。

大約95%的病患為「潛伏結核感染」，不會即時發病。

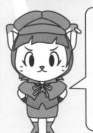

> 結核的病原體是細菌，即是說發病方式有不同嗎？

結核的攻擊方式

　　假如免疫系統未能對抗結核，受結核攻擊的肺組織就會化膿，這些壞死的組織在液化後，會經由支氣管或血管排出肺部，留下空洞。結核其後會以這些空洞為根據地，大肆增殖，並擴散到全身，破壞內臟。

　　雖然結核最常發病於肺部，但身體其他內臟亦有機會受感染。

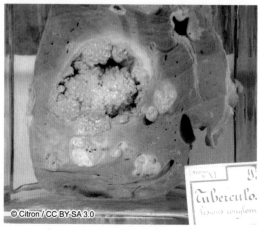

© Citron / CC BY-SA 3.0

▲感染結核的肺部標本。

對付結核的方法

　　現時對付結核的藥物有異煙肼、利福平、吡嗪酰胺、乙胺丁醇等數種，它們均能有效殺滅結核。一般肺結核療程為期6個月，期間結核病患者必須親身到胸肺科診所，在醫護人員監督下服藥，不能自行在家服用。

可惡！竟然連我也輸了！

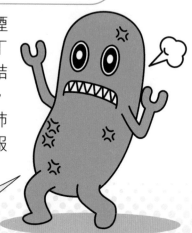

44

全監督治療

結核病人須在受過訓練的醫護人員監督下服用抗結核藥物，這個療程稱之為「全監督治療」。期間病人必須每天依時到診所的治療室服藥。2名護士會在核對身份和詢問病情後，才發放藥物給病人，並觀察及紀錄病人服用藥物的種類、分量和時間。

好處

❶ 確保病人依指示服藥，能加快療程進度，並降低病菌產生耐藥性的風險。

❷ 通過護士評估，可處理藥物帶來的副作用。

小知識
卡介苗不能完全防禦結核

卡介苗是預防結核病的疫苗，透過注射實驗室培養無毒性結核菌，讓人類自行產生對抗結核的抗體。但即使接種卡介苗，亦只能防禦結核10至20年，其後即使再次注射，也不會有任何效果。然而作為現存唯一對結核有效的疫苗，香港衛生署亦建議15歲或以下的兒童注射卡介苗。

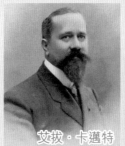
艾拔・卡邁特

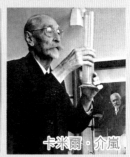
卡米爾・介嵐

卡介苗的名稱源自其發明者：艾拔・卡邁特（Albert Calmette）及卡米爾・介嵐（Camille Guérin）。

無法完全免疫的
猩紅熱

猩紅熱是病名，但其實我叫「A羣溶血性鏈球菌」。

種類：細菌　　潛伏期：2至5天
病徵：發燒、喉嚨痛、嘔吐、腹痛、出疹
危險度：★★★★★★☆☆☆☆

猩紅熱在香港

小朋友切記要注意個人衛生！

猩紅熱是相當普遍的傳染病，單是2019年已經錄得超過1300宗個案，包括1人死亡。患病的多數是10歲以下小童，猩紅熱藉由病患的口鼻分泌物傳染，所以若有任何初期病徵，也千萬不要上課。

A羣溶血性鏈球菌的攻擊方式

A羣溶血性鏈球菌在咽喉化膿後，會排放有毒的紅疹毒素和溶血素，分別使人出疹及引發炎症，有機會引致如中耳炎、肺炎及腦膜炎等併發症。

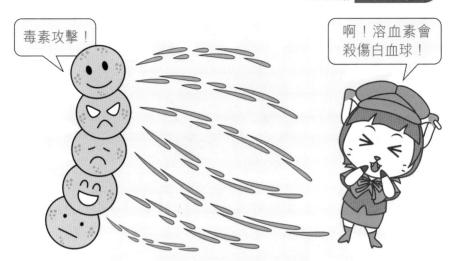

現時並沒有能對抗A羣溶血性鏈球菌的疫苗及抗體，病患即使在痊癒後，日後也有機會再次感染猩紅熱。

主 要 病 徵

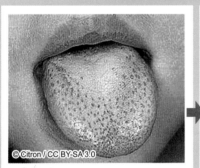

© Citron / CC BY-SA 3.0

▲ 發病初期舌頭會變成像草莓般，身軀和頸部會出現砂紙般粗糙的紅疹。

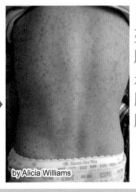

by Alicia Williams

◄ 紅疹蔓延至四肢，特別是腋窩、肘部和腹股溝。

紅疹消退後，開始脫皮。

雖然猩紅熱致命性低，但每年均有很多兒童感染，所以絕對不能掉以輕心！

病菌殺手—抗生素

雖然沒有抗體對付猩紅熱，但都有方法應付的。

人類對付細菌的一種殺手鐧，就是抗生素！

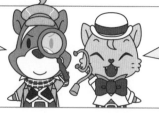

對付猩紅熱的方法

抗生素如青黴素，是對抗猩紅熱的有效藥物。它可以殺滅A羣溶血性鏈球菌，只要使用恰當，一般可以在10天內痊癒。猩紅熱本身並不容易引致死亡，但若治療不當，還是可能引起風濕性心臟病等高危疾病。

簡單取勝！

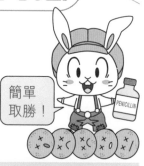

小知識

發現抗生素，是因為忘記洗皿

人類最早發現的抗生素是青黴素（Penicillin，亦作盤尼西林）。1928年，蘇格蘭生物學家弗萊明回鄉度假，卻忘記清洗實驗室中培養葡萄球菌的器皿。當弗萊明回來後，他發現器皿的角落長了一塊青黴菌，而周圍卻沒有葡萄球菌滋生，因而意識到黴菌的殺菌作用，加以研究下發明了抗生素。

→亞歷山大·弗萊明爵士
Sir Alexander Fleming

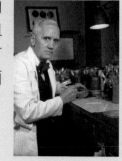

幼童最容易傳染
手足口病

> 我也很值得留意的啊！因我是另一種引致發疹的傳染病。

種類：病毒　潛伏期：3至6天
病徵：手腳及口腔出現紅疹及水疱。
危險度：★★★★☆☆☆☆☆☆

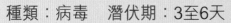

皮膚上出現的病徵

手足口病是由腸病毒引起的傳染病，其中腸病毒71型引致的手足口病，有可能引發腦炎、類小兒麻痺癱瘓等併發症，甚至死亡。

病徵　感染初期會發燒1至2天，然後口腔出現小紅點水疱，並於舌頭、牙肉及口腔內側逐步形成潰瘍。而手掌及腳掌，甚至臀部亦會出現紅疹。

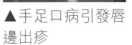

▲手足口病引發唇邊出疹

治療與預防

目前沒有應對手足口病的治療藥物和疫苗，但大部分患者都會於7至10日內自行痊癒。由於病毒主要經由接觸患者口鼻分泌物、水疱或糞便傳播，所以我們需時刻保持個人清潔。

> 又是一種會引致發疹的傳染病呢。

蚊蟲傳給人類的疾病

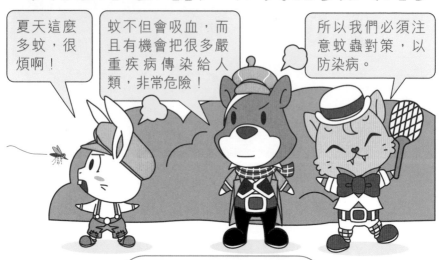

夏天這麼多蚊，很煩啊！

蚊不但會吸血，而且有機會把很多嚴重疾病傳染給人類，非常危險！

所以我們必須注意蚊蟲對策，以防染病。

傳播途徑

　　登革熱等蚊媒病透過帶病毒的雌蚊叮咬來傳染人類，但健康的雌蚊也會因叮咬患者而受到感染，再將病毒不斷蔓延。香港雖然沒有傳染力較強的埃及伊蚊，但白紋伊蚊卻很常見，特別在山間、郊野等地方。

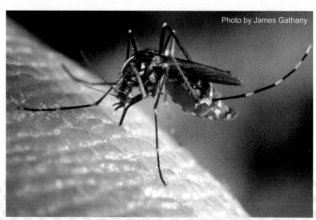

Photo by James Gathany

▶認住牠！牠就是在香港很常見、可傳播登革熱病毒的白紋伊蚊！

❶ 人類被帶病毒的伊蚊叮咬。

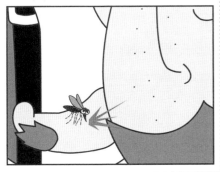

❷ 感染後血液帶有病毒。

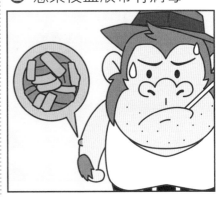

❸ 沒有病毒的伊蚊叮咬患者。

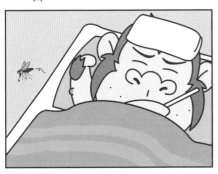

❹ 伊蚊染上病毒後再叮咬其他人，將病毒散播！

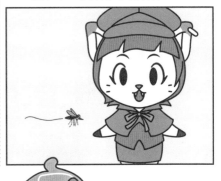

蚊是殺死最多人類的動物，每年都有約70萬人死於由蚊傳播的疾病啊！

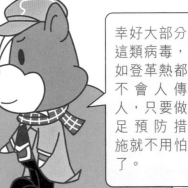

幸好大部分這類病毒，如登革熱都不會人傳人，只要做足預防措施就不用怕了。

殺機重重的二次感染
登革熱

打敗了我一次？好戲還在後頭！

種類：病毒
潛伏期：3至14天
病徵：發燒、頭痛、
　　　肌肉及關節痛、嘔吐、紅疹
危險度：★★★★★★★★☆☆

皮膚上出現的病徵

登革熱的潛伏期為3至14天，病徵包括突發的高燒、頭痛（眼窩後）、肌肉及關節痛、噁心、嘔吐及出疹。有些人首次染病後可以沒有徵狀，或者只有發熱等輕微病徵，但若屬重症登革熱或是第二次感染，便可能導致出血、血漿蛋白滲出、休克，甚至死亡！

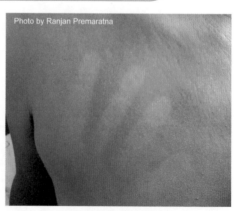

Photo by Ranjan Premaratna

▲患者的皮膚會出現曬傷般的潮紅，若以手掌輕壓後呈現出掌痕，就可確認染上登革熱！

拆解登革熱

登革熱（Dengue Fever）是一種由登革熱病毒引起的急性傳染病，由蚊傳播給人類。現在每年約有2.5至4億人感染登革熱，其中以熱帶及亞熱帶地區為重災區。

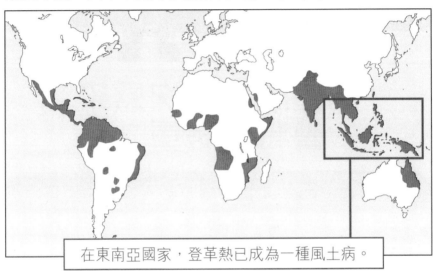

在東南亞國家，登革熱已成為一種風土病。

登革熱病毒共有4種類型，第一次感染的病情一般較輕，能自行痊癒並對該類型病毒產生免疫能力。但若其後再感染其他類型，便有機會出現重症登革熱（亦稱登革出血熱），引起多種嚴重的併發症。

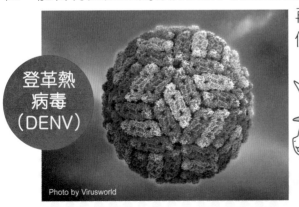

登革熱病毒（DENV）

Photo by Virusworld

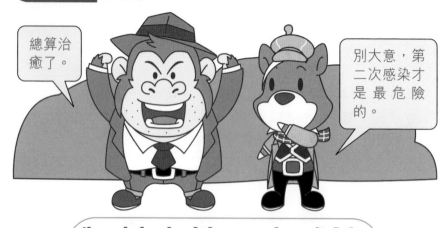

為甚麼第二次感染會特別嚴重？

第一次感染

▼病毒經蚊的唾液腺進入人的皮膚細胞。

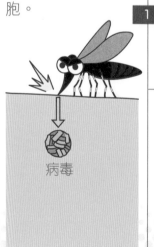

病毒

▼細胞釋放干擾素到淋巴結，啟動免疫系統。

干擾素

皮膚細胞

淋巴結

▼病毒基因組驅使細胞複製出病毒顆粒。

▼同時，淋巴結產生出抗體及吞噬細胞。

抗體

淋巴結

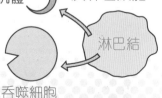

吞噬細胞

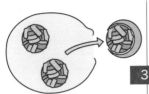

3 ▶

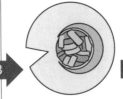

4 ▶

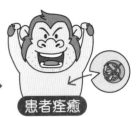

患者痊癒

▲細胞釋放出病毒顆粒，抗體與它結合。

▲吞噬細胞偵測到病毒顆粒，並把它吞掉。

▲病毒顆粒與抗體緊密結合，吞噬細胞便可將其破壞。

─〈 第二次感染 〉─

▼經過第一次感染，淋巴結能快速識別病毒，並產生相應抗體。但若第二次的病毒類型跟第一次不同……

另一類型病毒顆粒 ➔

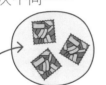

▼原有抗體無法與病毒顆粒緊密結合，故形成複合體。

複合體

1

2

▶細胞釋放細胞激素刺激免疫系統，造成劇烈的發炎反應。

細胞激素

3 ◀

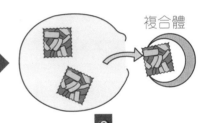

健康細胞

4

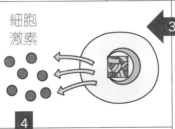

◀患者血管通透性增加，導致體內出血，或因血量不足而休克。

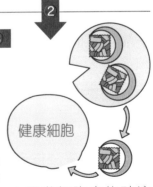

▲吞噬細胞未能破壞複合體，病毒顆粒大量繁殖並釋出，破壞周邊細胞。

新生嬰兒的威脅
寨卡病毒

> 我能令新生嬰兒發育異常！

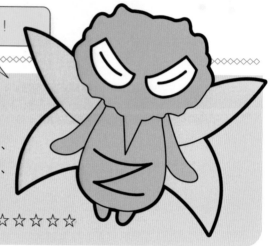

種類：病毒
潛伏期：3至14天
病徵：發燒、結膜炎、
　　　肌肉及關節痛、
　　　嘔吐、皮疹
危險度：★★★★☆☆☆☆☆☆

寨卡病毒歷史

寨卡病毒於1947年首次在烏干達的獼猴身上發現，然而多年來僅在非洲和南亞地區出現過零散病例，直到2015年在巴西爆發疫情，並導致小頭症嬰兒增多，才引起全球的關注。至今，病毒已蔓延到最少34個國家！

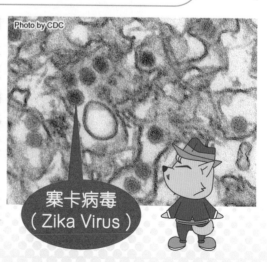

Photo by CDC

寨卡病毒
(Zika Virus)

56

寨卡病毒傳播途徑

病毒主要透過受感染的埃及伊蚊叮咬而傳給人類，亦可經輸血、性接觸或母嬰傳染。

白紋伊蚊也被視為可能的傳播媒介啊！

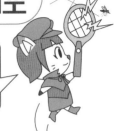

寨卡病毒病徵

約80%感染者沒有任何病徵，而輕微的症狀則有發燒、皮疹、結膜炎、肌肉或關節疼痛等。可是，目前最受關注的是該病可能引致的嬰兒小頭症和吉巴氏綜合症。

研究證實寨卡病毒能攻擊神經元祖細胞，令大腦皮層受損，增加患小頭症的機會。由於患者大腦發育異常，日後可能會出現認知困難、視覺或聽覺障礙。

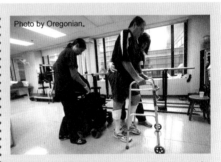

Photo by Oregonian.

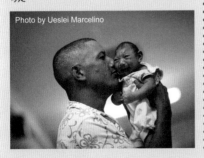

Photo by Ueslei Marcelino

另一研究發現，約93%吉巴氏綜合症患者曾感染寨卡病毒，因此病毒很可能就是致病元兇。吉巴氏綜合症是罕有的腦神經失調症，初期會感到肢體無力及麻木，嚴重可致癱瘓或死亡。

瘧疾

我是原蟲，跟病毒和細菌是不同的！

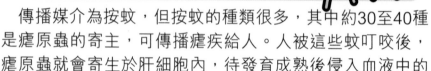

種類：原蟲　　潛伏期：10至15天
病徵：發燒、畏寒、抖震
危險度：★★★★★★★★☆☆

　　傳播媒介為按蚊，但按蚊的種類很多，其中約30至40種是瘧原蟲的寄主，可傳播瘧疾給人。人被這些蚊叮咬後，瘧原蟲就會寄生於肝細胞內，待發育成熟後侵入血液中的紅血球。這時患者會出現間歇性的發冷和發熱，並可伴隨嚴重的併發症，如貧血、肺水腫、肝腎衰竭，甚至昏迷。

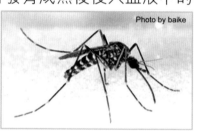

Photo by baike

▶在香港可傳播瘧疾的按蚊。

防止蚊煤病

避免被蚊叮咬

穿着寬鬆、淺色的長袖衫褲！

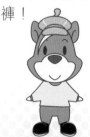

於皮膚及衣服上塗上驅蚊劑！

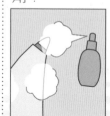

防止蚊蟲滋生

清理花盆和冷氣機底盤的積水！

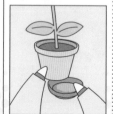

把用完的器皿放進有蓋垃圾桶內！

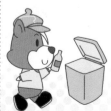

日本腦炎

> 除了人類，我還會傳染給豬、雀鳥等動物！

種類：病毒　　潛伏期：10至14天

病徵：發燒、頭痛、疲倦、
　　　意識障礙、呼吸衰竭

危險度：★★★★★★★★★☆☆

　　病毒傳播媒介為三帶喙庫蚊。這種蚊喜愛在稻田繁殖，在叮咬帶病毒的豬或野生雀鳥後受感染，再透過叮咬人來傳播病毒。

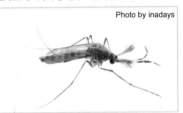

Photo by inadays

　　替人及豬接種疫苗，是預防日本腦炎的最有效方法，而改善環境亦可大大減低傳播的機會。

▲病毒由三帶喙庫蚊傳播，感染後影響人的中樞神經。

☀ 對症下藥？ ☀

　　到目前為止，只有日本腦炎和瘧疾分別有疫苗和藥物治療，但登革熱和寨卡病毒仍然沒有防治之法。眼見蚊患為禍，有國家考慮利用基因改造，令無法生育的雄蚊與帶病雌蚊交配，從而減少蚊的數量。也有科學家稱替蚊注射沃爾巴克氏體細菌，便可阻隔登革熱和寨卡病毒，杜絕傳播……但試想想，這些「變種蚊」又會否帶來後遺症呢？

伊波拉出血熱

我的殺傷力非常高！

種類：病毒
潛伏期：2至21天
病徵：發燒、頭痛、嘔吐、
　　　腹瀉、肌肉痛、全身出血
危險度：★★★★★★★★★★

伊波拉病毒

伊波拉病毒於1976年首次出現在蘇丹和剛果民主共和國，由於疫情在後者的伊波拉河附近的村莊爆發，因而得名。病毒是通過接觸受感染動物的體液或器官而傳到人類，再由人際交往加以蔓延，感染後死亡率更可達90%！

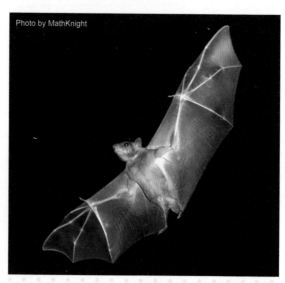

Photo by MathKnight

▲科學家證實，果蝠是伊波拉病毒的自然宿主。

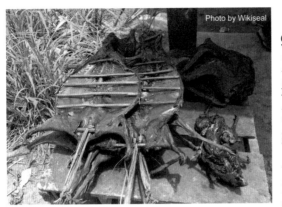

Photo by Wikiseal

▲非洲人會吃果蝠，宰殺過程中很可能接觸到其血液和內臟。

病毒呈長條形，約970納米長，有時分叉、有時捲曲，形狀有如古代的「如意」。它通過與宿主細胞膜融合的方式侵入和脫離細胞，可使多種組織細胞同時受到感染，引發嚴重的出血症狀。

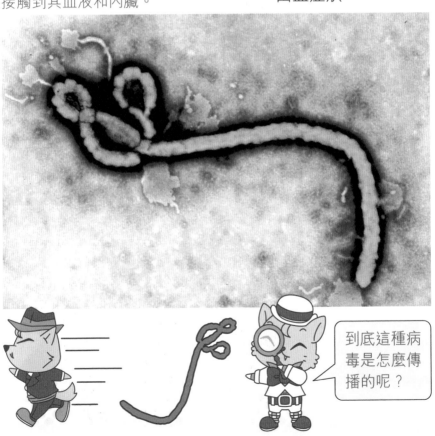

到底這種病毒是怎麼傳播的呢？

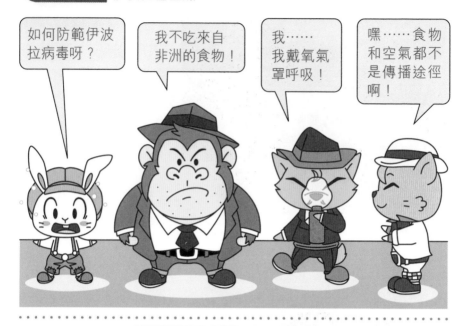

伊波拉病毒傳播途徑

　　伊波拉病毒主要透過體液或動物器官傳播。首先，人們處理帶病的果蝠、猩猩、羚羊或豪豬而染病，隨後通過人際間的直接接觸，如沾到患者的血液、唾液、嘔吐物、尿糞等，或間接接觸到被體液污染的環境，都有機會受到感染。

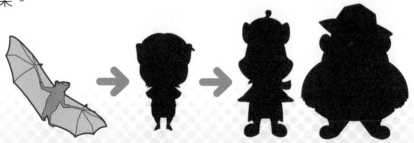

病毒感染過程

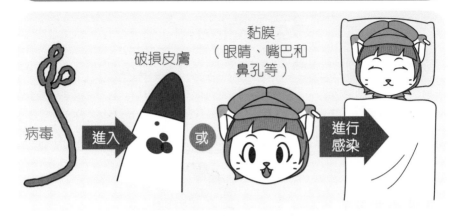

病毒的傳染性

　　伊波拉的傳染性其實並不算高（每位患者平均感染2人），但由於患者在病發時會不斷嘔吐，以及出現出血症狀，替他們處理及有緊密接觸的親屬和醫護人員便會首當其衝，成為最大機會染病的群體。

▲伊波拉病毒在環境中的存活力不強，一般的消毒方法即可殺滅。

為甚麼死亡率這麼高？

　　伊波拉病毒既聰明、又具殺傷力！在增殖期間，它會保留宿主細胞完好，以複製出最多的顆粒。但等到時機成熟，它便會侵襲宿主體內多種組織細胞，如巨噬細胞、纖維原細胞、內皮細胞、肝細胞和腎細胞等，引發嚴重且致命的病徵。

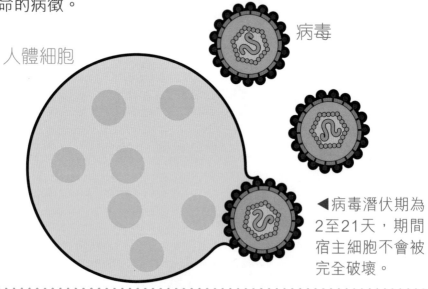

病毒

人體細胞

◀病毒潛伏期為2至21天，期間宿主細胞不會被完全破壞。

不同時期的病徵

初期　類似感冒和腸胃炎，易被人忽略。
✓ 發燒　✓ 喉嚨痛　✓ 頭痛
✓ 腹瀉　✓ 嘔吐

後期 身體各處出現 ✓ 紅疹 ✓ 流鼻血 ✓ 吐血
出血症狀。 ✓ 血便 ✓ 休克

末期 ✓ 器官衰竭壞死
✓ 組織糜爛出血

防治之法

目前仍沒有確切有效預防伊波拉的方法，幸而美國、加拿大、中國和俄羅斯等正積極研製疫苗，部分更獲得理想成效，有望替疫區人士率先接種。

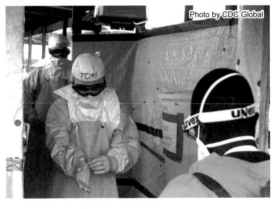

Photo by CDC Global

▶ 醫護人員必須配備防護衣、頭套、眼罩和保護鞋。

治理方面，美國利用暴露於病毒的動物所產生的抗體，研發了實驗藥物ZMapp，通過提升自身免疫力來對抗病毒，一位染病醫生服食後，呼吸困難和紅疹都能於一小時內迅速改善。

雖然疫苗能令身體產生抗體，但病毒變異速度快，每次入侵的都未必是同一種，所以抵禦伊波拉是一項艱鉅且長遠的工作！

超強生存能力 諾如病毒

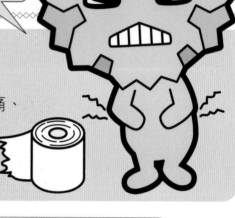

我的肚子很痛…

種類：病毒
潛伏期：12至48小時
病徵：嘔吐、腹瀉、肚痛、
　　　頭痛、發燒
危險度：
★★★★☆☆☆☆☆☆

諾如病毒在香港

諾如病毒屬高度傳染性的疾病，在人多的地方如學校，特別容易引起集體食物中毒。2016年因食物中毒而求診個案就多達213宗，涉及1084名病患。

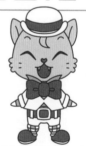

多數食物中毒都由它引起！

諾如病毒的攻擊方式

諾如病毒多數存在於貝類海產、未經烹煮的蔬菜、沙律

和冰塊等食物之中，伴隨進食而進入人體。只需10至100顆粒的諾如病毒，就足以令人們生病。

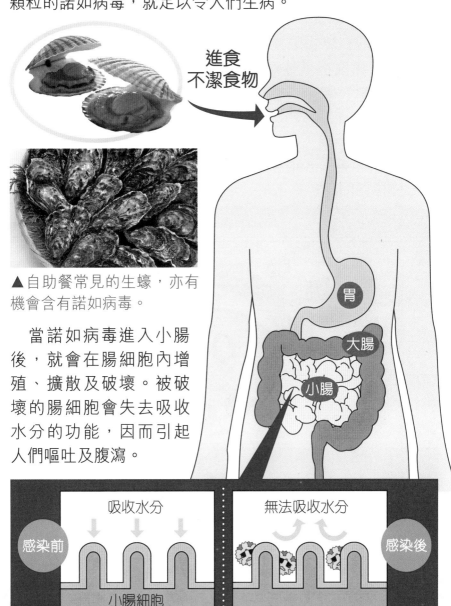

進食
不潔食物

▲自助餐常見的生蠔，亦有機會含有諾如病毒。

當諾如病毒進入小腸後，就會在腸細胞內增殖、擴散及破壞。被破壞的腸細胞會失去吸收水分的功能，因而引起人們嘔吐及腹瀉。

胃

大腸

小腸

吸收水分

無法吸收水分

感染前

感染後

小腸細胞

諾如病毒的生存力

細菌一般在乾燥環境下無法滋生，但諾如病毒即使在4℃低溫的乾燥環境下依然可存活8個星期。即使溫度提升至20℃，也能持續活躍4星期。

大部分病毒都有病毒包膜包圍，而這些包膜會受熱、乾燥及清潔劑破壞，所以一般清潔劑就足以消滅帶有包膜的流行性感冒病毒。但諾如病毒並沒有包膜，要消滅它只能用上稀釋過的漂白水。

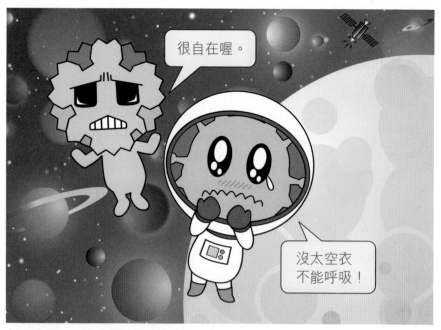

病毒包膜就像太空衣一樣。流行性感冒病毒穿了太空衣，我們只要破壞它的太空衣，它就不能在宇宙生存。但諾如病毒就像是沒有太空衣，也能在太空生存的異星生物。

對付諾如病毒的方法

沒方法對付它。

甚麼!?

跟手足口病一樣，現時沒有可以對付諾如病毒的治療藥物和疫苗。我們可以做的是為患者補充足夠水分，避免患者因腹瀉而缺水。由於諾如病毒會存於患者的唾液、排泄物之中，所以期間必須注意衛生。一般1至3天內自行痊癒。

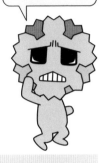

我玩厭了，再見。

小 知 識

廁所內的恐怖殺手食肉菌

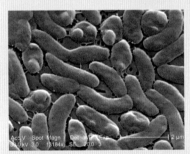

▲顯微鏡下的創傷弧菌

食肉菌的正式名稱是創傷弧菌。它們普遍存在於和暖海水中。由於本港廁所使用海水沖洗，所以亦有可能附帶該細菌。若傷口接觸海水，或進食附有食肉菌的食物，就可能引起壞死性筋膜炎。

壞死性筋膜炎導致皮下組織壞死、淋巴通路破壞。由於食肉菌會在體內不斷擴散，要治療就必須切除壞死組織，嚴重者更需要截肢。這是相當恐怖的疾病。

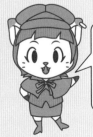

若身體有傷口，千萬不要游泳啊！

細胞突變引起的癌症

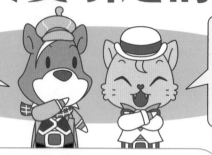

病毒是利用細胞內的基因來自我複製繁殖的。

其實還有很多疾病與基因有關,最普遍的就是癌症!

甚麼是癌症?

　　癌症源自一個突變的細胞:人體由很多不同的細胞組成,這些細胞會自動繁殖,從而接替舊細胞的工作或修補已損壞的細胞。但細胞一旦出現基因變異,便會不停分裂並積累成塊狀,稱之為腫瘤。

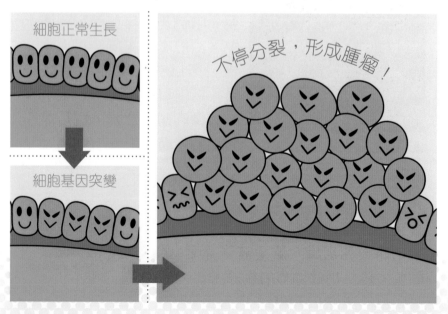

細胞正常生長

細胞基因突變

不停分裂,形成腫瘤!

腫瘤分為良性和惡性

良性腫瘤

駐足在原本的位置，不會入侵組織及擴散到身體其他部分。

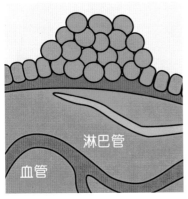

淋巴管

血管

惡性腫瘤

即是「癌」，癌細胞會破壞周圍的組織，甚至通過血液或淋巴系統擴散至其他器官，令人體機能失調，最終導致死亡。

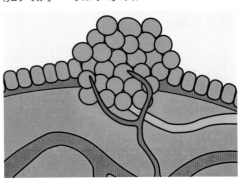

根據醫學界的分期系統，癌症大致分為四期（每種癌症的標準都略有不同）：

有些人一驗到癌症就是末期，那到底是甚麼意思？

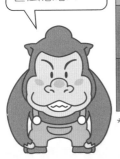

第一期	腫瘤局限於原位，沒有擴散跡象。
第二期	腫瘤已擴散至鄰近的淋巴結*，但還未侵犯到其他器官或組織。
第三期	腫瘤除已擴散至鄰近的淋巴結外，還已侵犯到其他器官或組織。
第四期	腫瘤已擴散到遠處部位，即屬癌症末期。

*淋巴結遍佈全身，例如頸部、鎖骨、腋窩、腹股溝及膝窩等。

癌症的成因

　　癌症的成因至今仍是個謎。儘管如此，吸煙、酗酒、過度曝曬、吃加工或醃製食物、長期接觸化學品（如石棉、山埃、鎘、鉛、鐳）、受輻射和空氣污染影響、感染肝炎或HPV病毒等，都是已被證實的致癌因素。

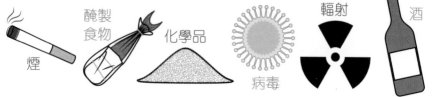

醃製食物　化學品　病毒　輻射　酒　煙

　　若家族中有人曾患癌症，其細胞中的變異基因更可能一代代遺傳下去，使後代患上同類癌症的機會較高。

癌症殺手排行榜

　　在香港，死於癌症的人佔總死亡人數接近三分之一，你知道最常見的癌症有哪些嗎？

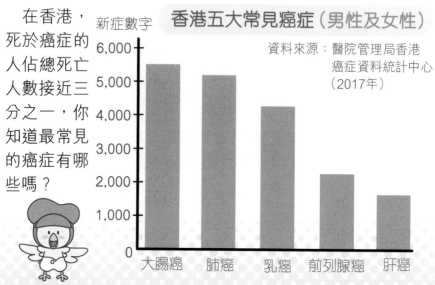

新症數字　香港五大常見癌症（男性及女性）

資料來源：醫院管理局香港癌症資料統計中心（2017年）

大腸癌　肺癌　乳癌　前列腺癌　肝癌

兒童及青少年也會患癌，最普遍的是白血病（血癌）和腦癌！

殺手No.1 大腸癌

大腸是消化系統的最後部分，如果大腸內壁細胞出現基因突變，形成息肉、潰瘍或腫塊，就有可能發展成大腸癌。

> 要預防大腸癌，應養成良好的飲食習慣，多吃蔬果、少吃紅肉，減少油脂吸收！

大腸癌的症狀

- 大便有血或呈黑色，或帶有黏液
- 排便習慣突變（持續便秘或腹瀉）
- 大便後感覺腸內仍有糞便
- 體重下降，出現貧血症狀

> 方法這麼簡單，為何它還能居於殺手榜首位呢？

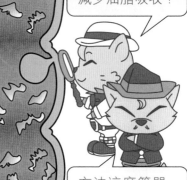

暴飲暴食、吃垃圾食物

吸煙、酗酒

不少香港人都喜愛吃高脂肪、低纖維的食物，加上工作忙碌，缺乏運動，容易引致肥胖，於是大大增加了患大腸癌的風險。

殺手No.2 肺癌

肺部概指下呼吸系統，包括支氣管和細支氣管。若這些部位的細胞生長異常，形成惡性腫瘤，就是俗稱的肺癌。

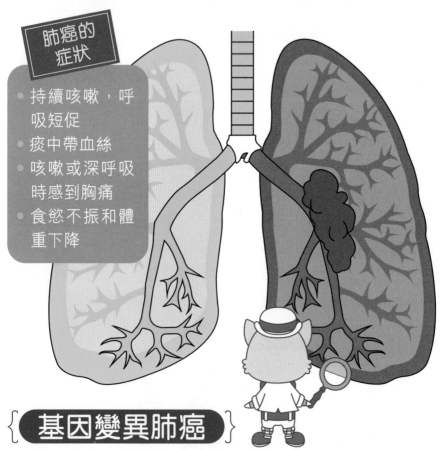

肺癌的症狀

- 持續咳嗽，呼吸短促
- 痰中帶血絲
- 咳嗽或深呼吸時感到胸痛
- 食慾不振和體重下降

基因變異肺癌

近年出現了一種專攻非吸煙壯年人的肺癌，是由間變性淋巴癌激酶（ALK）基因變異所引發的，佔本港肺癌個案的4%至5.6%。其腦轉移及癌細胞擴散機率比普通肺癌更高，而且防不勝防！

殺手No.3 乳癌

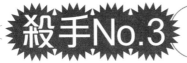

乳房由乳腺組織、脂肪和結締組織組成。乳腺可製造乳汁，餵哺嬰兒，但當乳腺細胞不受控地分裂和生長，就有可能引致乳癌。男女均可患上乳癌，但男性患者較為罕見。

乳癌的症狀

- 乳房出現任何體積的硬塊
- 乳房形狀或大小有所改變
- 乳房皮膚出現點狀凹陷、靜脈擴張或呈橙皮狀
- 乳頭凹陷，流出分泌物或出血
- 腋下腫脹或淋巴結脹大

乳癌是本港女性最常見、也最致命的癌症，為減低患上機會，應每天做適量運動，保持健康體重，避免飲酒。若有女性親屬曾患此病，亦應多作自我檢查。

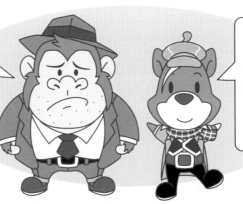

患上癌症豈不是必死無疑？

雖然無法保證百分百成功治癒，但現在已有不少治療癌症的方法。

治療癌症的方法

癌症並非不治之症,隨着科技進步,治療方法更愈趨精確和有效。醫生會根據腫瘤的類型、分期及位置,選擇最恰當的方法:

① 手術

理論上,以手術切除腫瘤或受影響的器官,是最有可能根治癌症的方法。但萬一癌細胞已經擴散,單靠手術便不足以對付它們了!

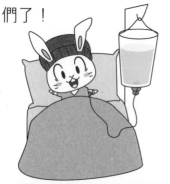

② 化療

化療是利用藥物去干擾細胞的自我複製能力,從而殺死癌細胞,但同時也會殺掉正常細胞,因此帶來許多副作用!

③ 放射治療(電療)

放射治療使用電離輻射去破壞癌細胞,由於只有局部組織或器官受到照射,對相鄰的健康細胞損害會小一些,因此患者多數可在較短時間內復元。

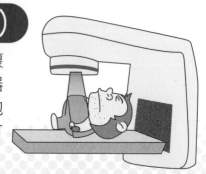

| 化療和電療同樣會引致的副作用 | • 疲勞
• 口腔疼痛潰爛
• 皮膚痕癢剝落
• 食慾不振、噁心和嘔吐 | • 便秘與腹瀉
• 毛髮脫落
• 血液改變 |

④ 標靶治療

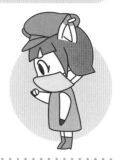

標靶治療是一種自90年代末才推行的藥物治療法，其原理是截斷癌細胞獨有的快速生長訊號，從而殺死它們，所以具有較高針對性和較少副作用。

最新免疫療法

免疫療法是透過植入單株抗體或細胞激素，來增強免疫系統的攻擊反應。免疫系統經激活後，能準確地辨識癌細胞，並將其誅滅。不過，此療法不是每種癌症和每個患者都適用，而且費用高昂，選用前必須三思。

我刻意製造了一些假象，令免疫系統不易把我認出來！

我已經看穿了你的把戲，受死吧！

癌細胞

活化後的免疫系統

據說中醫藥有助手術後調理身體，減輕化療和電療的副作用，長遠更可提高免疫力，所以有些患者會採取中西合璧的療法。但選用任何療法前，都必須徵詢醫生的意見喔！

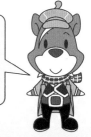

罕見基因疾病

世上還有一些罕見疾病,是基因突變或遺傳造成的。

運動神經元疾病 (漸凍人症)

體內負責傳遞運動指令的神經元退化,無法自由控制肌肉活動,肌肉漸漸萎縮及無力。蔓延至全身後,身體無法動彈,要靠機械儀器生存及活動。

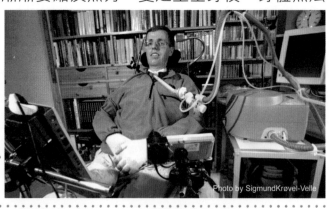

Photo by SigmundKrøvel-Velle

馬凡氏症(蜘蛛人症)

身體軟組織鬆散,手腳較細長且身高較別人高,血管脆弱,較容易破裂,無法做激烈運動。

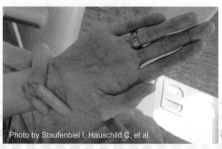

Photo by Staufenbiel I, Hauschild C, et al.

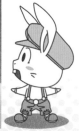

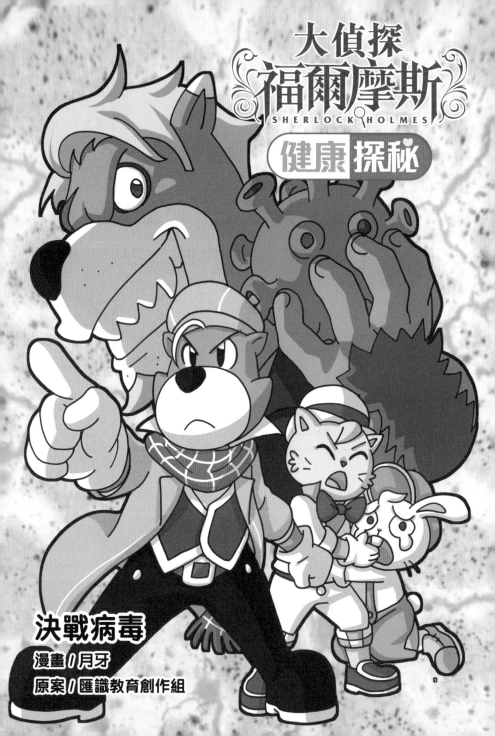

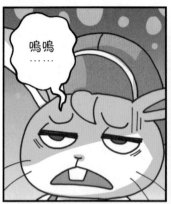

嗚嗚……

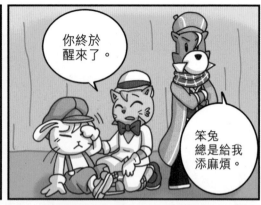

你終於醒來了。

笨兔總是給我添麻煩。

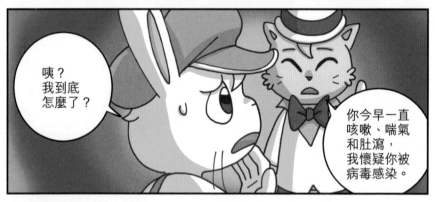

咦？我到底怎麼了？

你今早一直咳嗽、喘氣和肚瀉，我懷疑你被病毒感染。

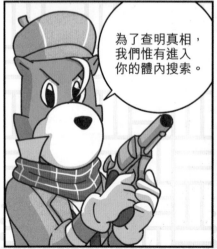

為了查明真相，我們惟有進入你的體內搜索。

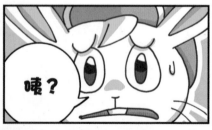

咦？

我的體內？

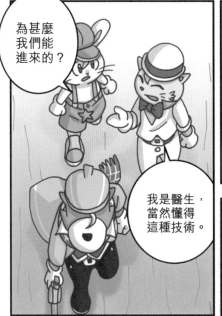

為甚麼我們能進來的？

我是醫生，當然懂得這種技術。

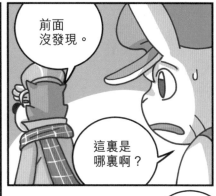

前面沒發現。

這裏是哪裏啊？

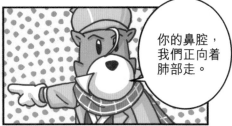

你的鼻腔，我們正向着肺部走。

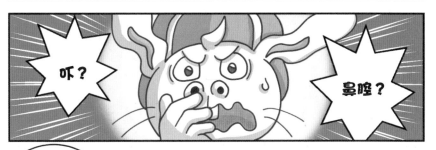

吓？

鼻腔？

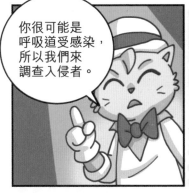

你很可能是呼吸道受感染，所以我們來調查入侵者。

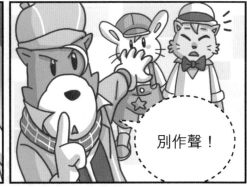

別作聲！

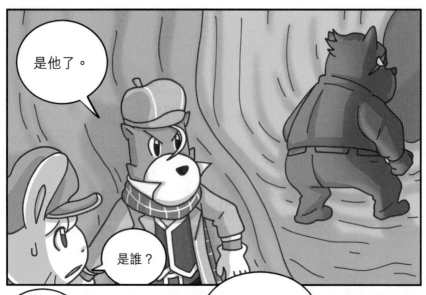

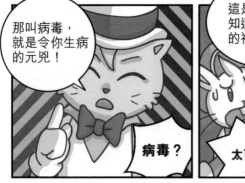

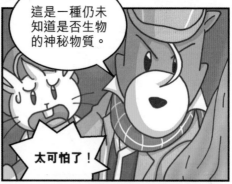

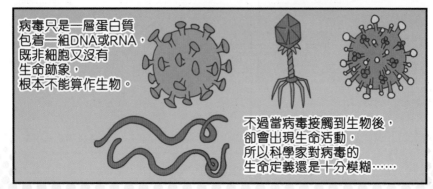

是他了。

是誰？

那叫病毒，就是令你生病的元兇！

病毒？

這是一種仍未知道是否生物的神秘物質。

太可怕了！

病毒只是一層蛋白質包着一組DNA或RNA，既非細胞又沒有生命跡象，根本不能算作生物。

不過當病毒接觸到生物後，卻會出現生命活動，所以科學家對病毒的生命定義還是十分模糊……

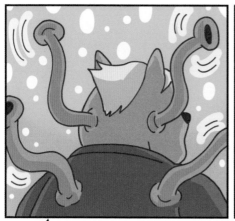

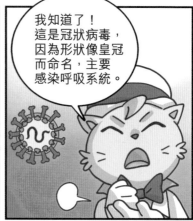

我知道了！
這是冠狀病毒，
因為形狀像皇冠
而命名，主要
感染呼吸系統。

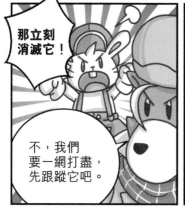

那立刻
消滅它！

不，我們
要一網打盡，
先跟蹤它吧。

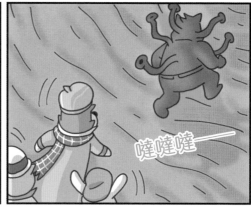

嘩嘩嘩——

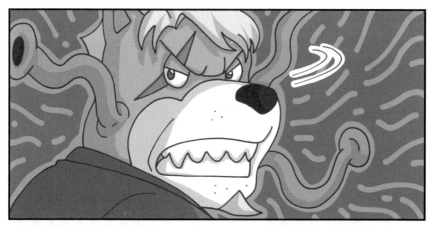

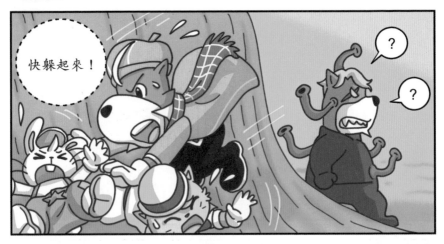

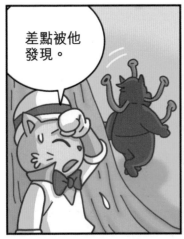

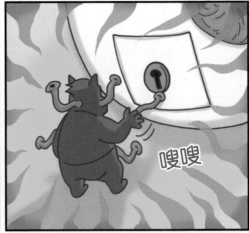

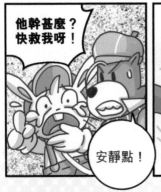

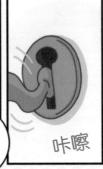

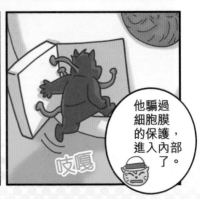

84

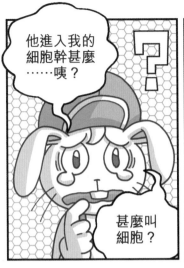

他進入我的細胞幹甚麼……咦？

甚麼叫細胞？

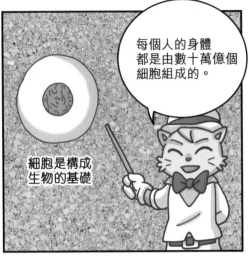

每個人的身體都是由數十萬億個細胞組成的。

細胞是構成生物的基礎

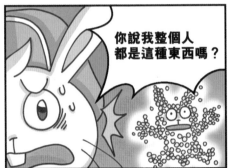

你說我整個人都是這種東西嗎？

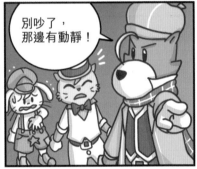

別吵了，那邊有動靜！

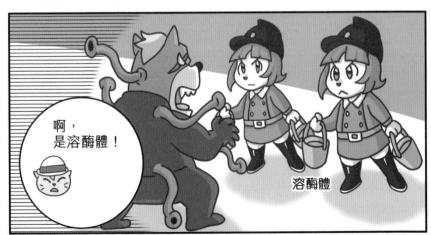

啊，是溶酶體！

溶酶體

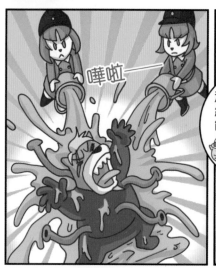

嘩啦——

溶酶體是細胞的衛兵，能分解外來的蛋白質。

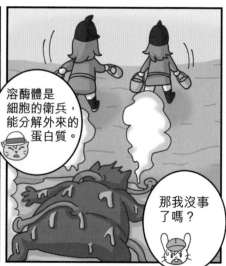

那我沒事了嗎？

現在才是開始，別大意！

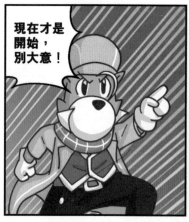

那是甚麼？

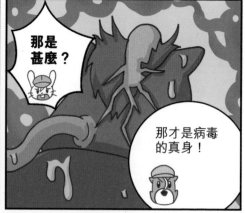

那才是病毒的真身！

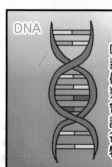

DNA

DNA藏在細胞核，儲存了遺傳情報，會發出指令讓細胞製造各種所需物質。

RNA則存在於細胞各處，負責把工作指令傳達給細胞。

RNA

RNA病毒這時會留在細胞內，如果是DNA病毒，還會再騙過守衛進入細胞核啊。

86

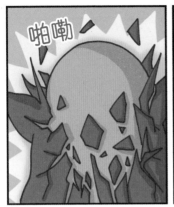

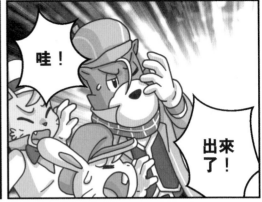

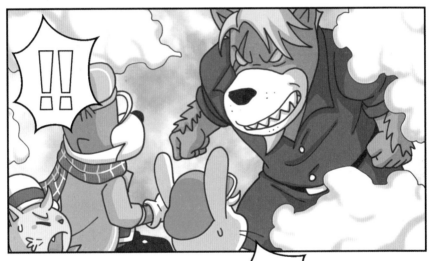

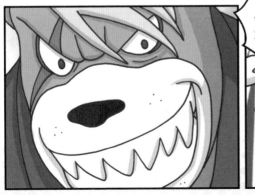

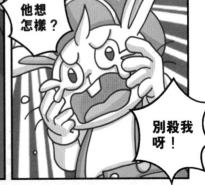

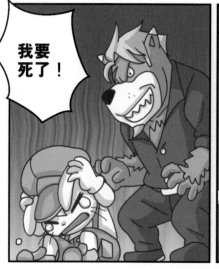

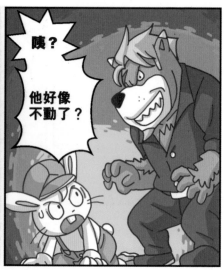

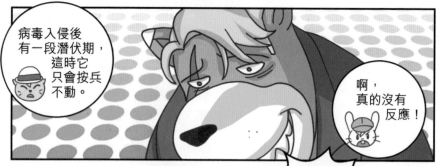

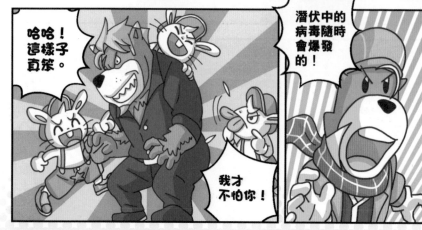

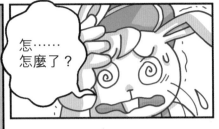

怎……
怎麼了？

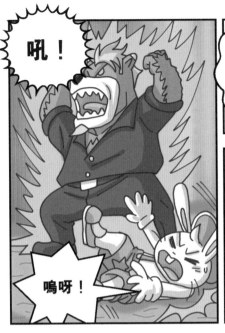

吼！

嗚呀！

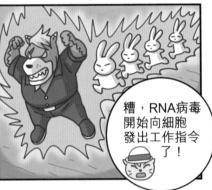

糟，RNA病毒
開始向細胞
發出工作指令
了！

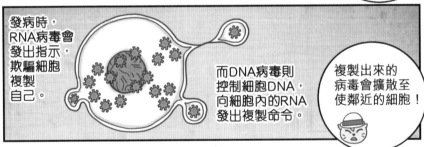

發病時，
RNA病毒會
發出指示，
欺騙細胞
複製
自己。

而DNA病毒則
控制細胞DNA，
向細胞內的RNA
發出複製命令。

複製出來的
病毒會擴散至
使鄰近的細胞！

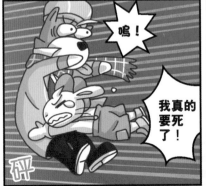

嗚！

我真的
要死
了！

砰

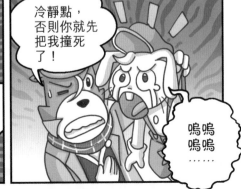

冷靜點，
否則你就先
把我撞死
了！

嗚嗚
嗚嗚
……

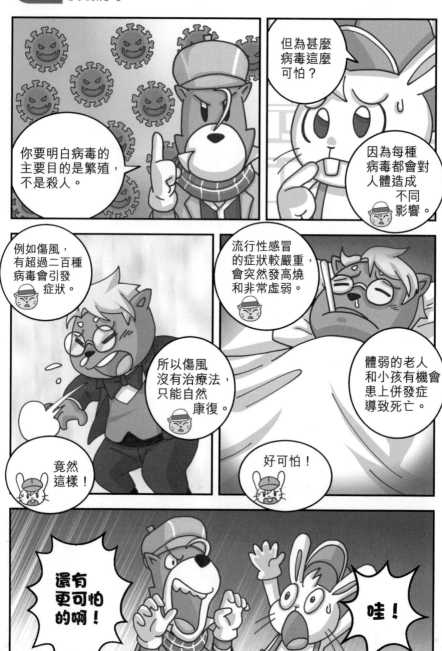

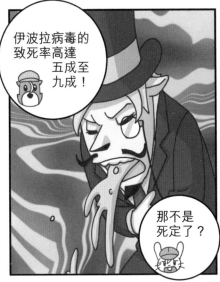

伊波拉病毒的致死率高達五成至九成！

那不是死定了？

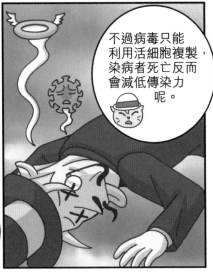

不過病毒只能利用活細胞複製，染病者死亡反而會減低傳染力呢。

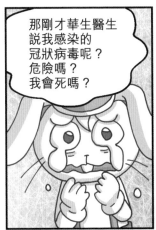

那剛才華生醫生說我感染的冠狀病毒呢？危險嗎？我會死嗎？

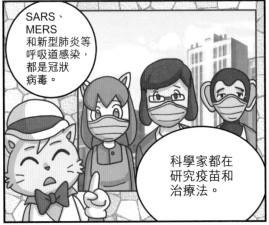

SARS、MERS和新型肺炎等呼吸道感染，都是冠狀病毒。

科學家都在研究疫苗和治療法。

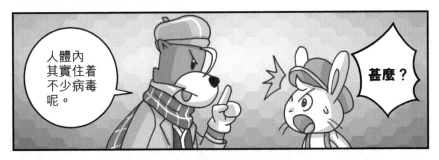

人體內其實住着不少病毒呢。

甚麼？

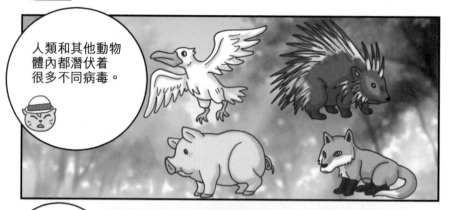

人類和其他動物體內都潛伏着很多不同病毒。

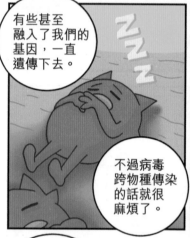

有些甚至融入了我們的基因，一直遺傳下去。

不過病毒跨物種傳染的話就很麻煩了。

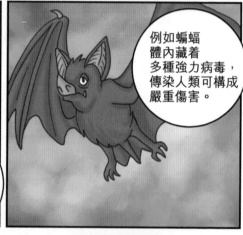

例如蝙蝠體內藏着多種強力病毒，傳染人類可構成嚴重傷害。

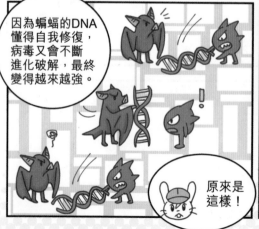

因為蝙蝠的DNA懂得自我修復，病毒又會不斷進化破解，最終變得越來越強。

原來是這樣！

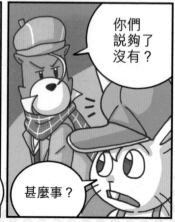

你們說夠了沒有？

甚麼事？

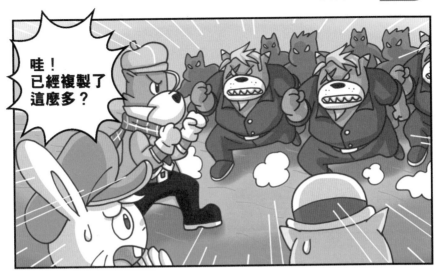

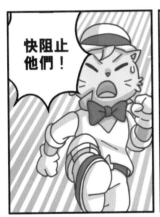

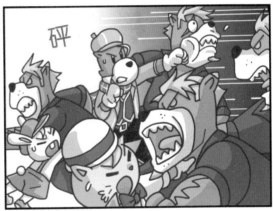

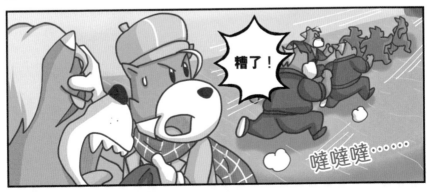

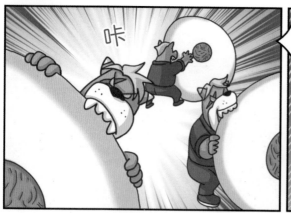

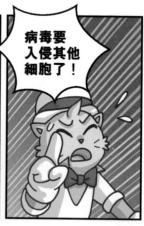

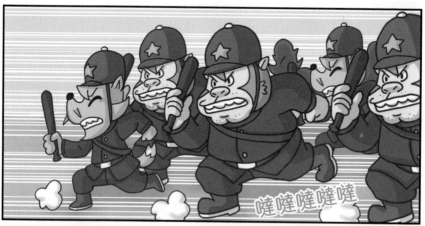

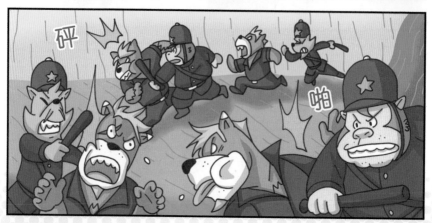

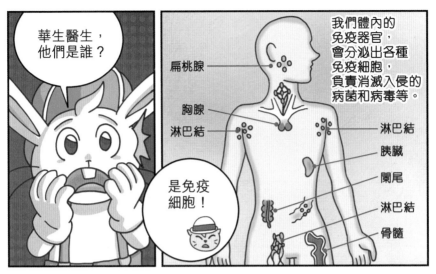

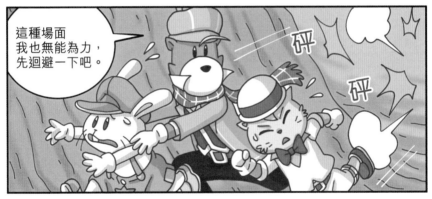

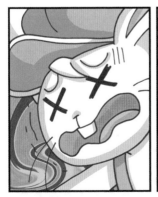

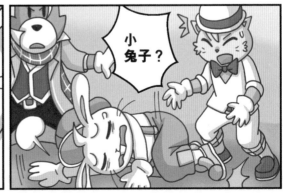

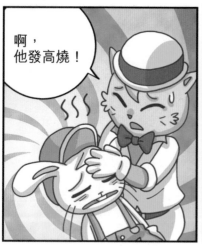

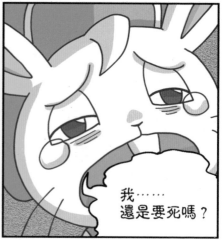

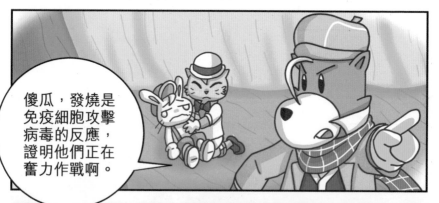

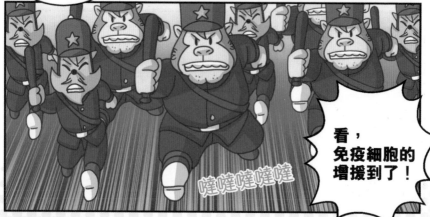

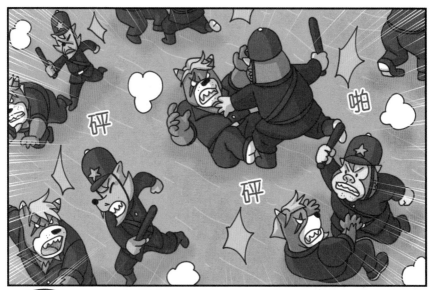

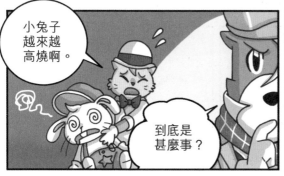

小兔子越來越高燒啊。

到底是甚麼事？

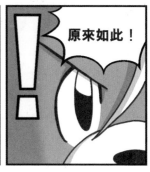

原來如此！

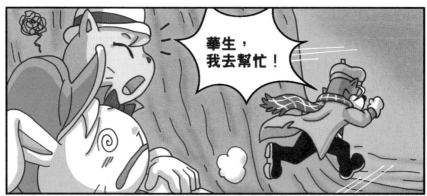

華生，我去幫忙！

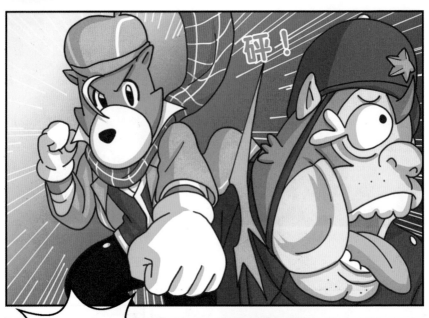

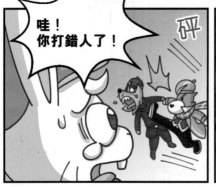

哇！
你打錯人了！

砰

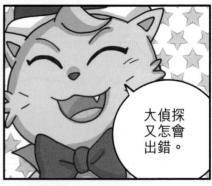

大偵探
又怎會
出錯。

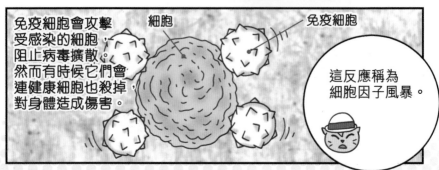

免疫細胞會攻擊
受感染的細胞，
阻止病毒擴散，
然而有時候它們會
連健康細胞也殺掉，
對身體造成傷害。

細胞

免疫細胞

這反應稱為
細胞因子風暴。

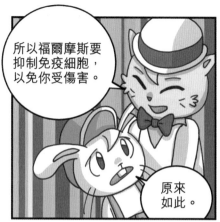

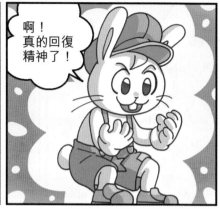

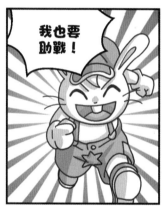

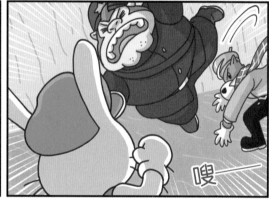

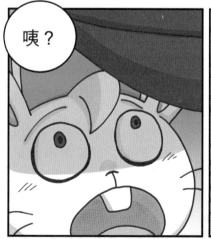

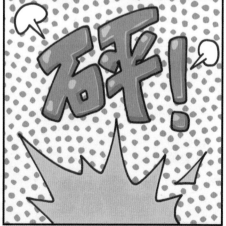

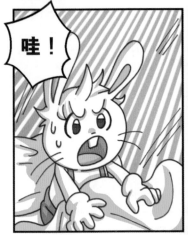

哇！

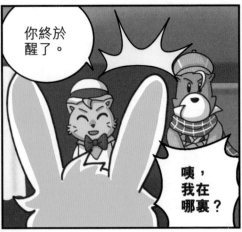

你終於醒了。

咦，我在哪裏？

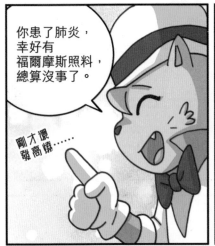

你患了肺炎，幸好有福爾摩斯照料，總算沒事了。

剛才還發高燒……

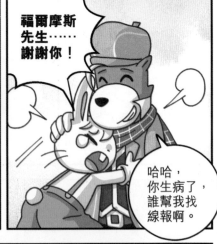

福爾摩斯先生……謝謝你！

哈哈，你生病了，誰幫我找線報啊。

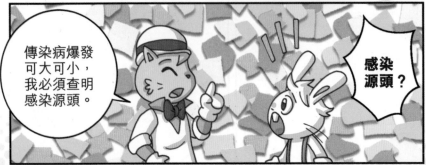

傳染病爆發可大可小，我必須查明感染源頭。

感染源頭？

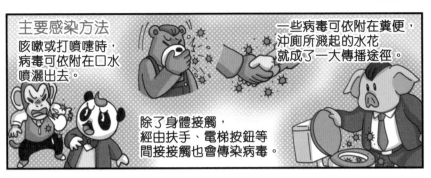

主要感染方法
咳嗽或打噴嚏時，病毒可依附在口水噴灑出去。

一些病毒可依附在糞便，沖廁所濺起的水花就成了一大傳播途徑。

除了身體接觸，經由扶手、電梯按鈕等間接接觸也會傳染病毒。

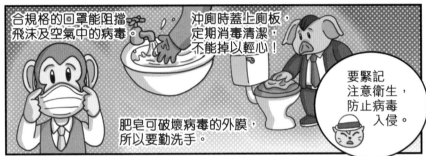

合規格的口罩能阻擋飛沫及空氣中的病毒。

沖廁時蓋上廁板，定期消毒清潔，不能掉以輕心！

肥皂可破壞病毒的外膜，所以要勤洗手。

要緊記注意衛生，防止病毒入侵。

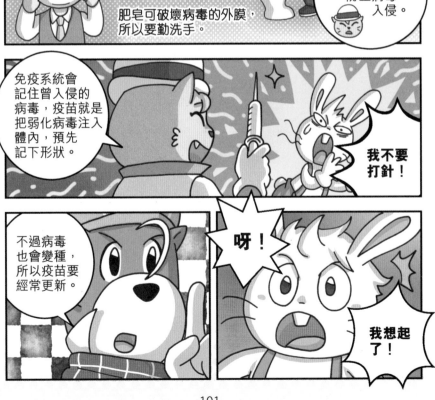

免疫系統會記住曾入侵的病毒，疫苗就是把弱化病毒注入體內，預先記下形狀。

我不要打針！

不過病毒也會變種，所以疫苗要經常更新。

呀！

我想起了！

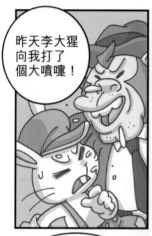

昨天李大猩向我打了個大噴嚏！

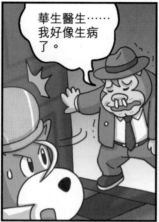

華生醫生……我好像生病了。

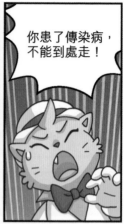

你患了傳染病，不能到處走！

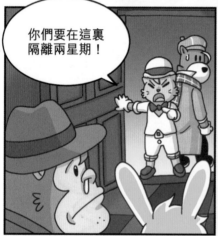

你們要在這裏隔離兩星期！

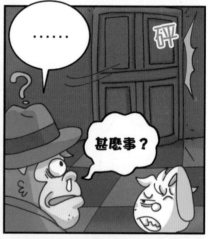

……

砰

甚麼事？

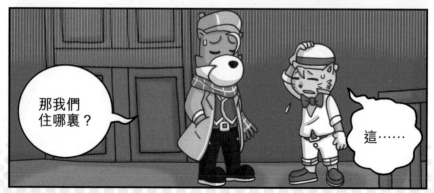

那我們住哪裏？

這……

預防秘笈

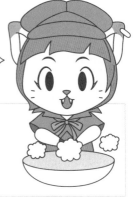

① 經常保持雙手清潔，以梘液徹底洗手，尤其在觸摸口、鼻、眼睛或進食前。

② 如出現發燒或呼吸道感染病徵，應戴上口罩，並盡快到醫院求診。隨後應留在家中休息，避免前往擠迫或空氣不流通的場所。

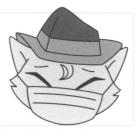

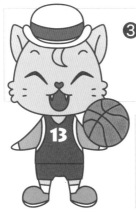

③ 增強抵抗力有助預防病毒入侵。日常應養成均衡飲食、適量運動和充足休息的習慣。

④ 密切留意學校及新聞的傳染病消息。

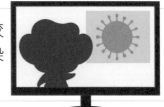

103

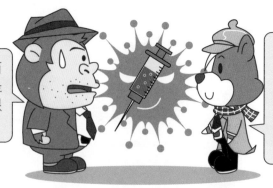

聽説疫苗的真身是病菌，很危險！

胡説！疫苗沒錯是病菌，但對預防疾病非常有效，而且很安全的！

疫苗是甚麼？

疫苗是一種接種在人類或動物身上，用來預防傳染病的藥物。接種疫苗後，人體會製作對付它們的抗體，當下次面對相同的病原體（即人體無法辨認的分子，例如是病毒或細菌）時，能節省生產抗體的時間，儘早消滅它們，減低傷害。

▶ 除了較常聽到的流感疫苗外，天花、麻疹等傳染病的疫苗已有多年研究，近年來甚至研究發明癌症疫苗。

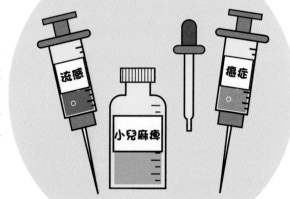

為了令人體有足夠的抵抗力面對接種的疫苗病原體，疫苗中的病原體都會事先減弱毒性或殺死，以死去病原體製成的疫苗叫作滅活疫苗，而經過弱化病原體製成的疫苗叫作減活疫苗。

〈滅活疫苗 (非活性疫苗)〉

　　死去的病原體不會令接種者發病，但是能刺激身體產生抗體。即使免疫力較低的幼兒及長者也能接種。不過人體對死去病原體反應較小，效力會隨時間減少，因此同一種滅活疫苗至少需要接種2次，確保身體產生足夠抗體。

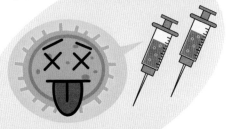

〈滅活疫苗 (活性減毒疫苗)〉

　　病原體仍然活着，不過經過降低毒性後，危險性較低，但仍有機會使人發病，因此為安全起見，為幼童接種的疫苗大都採用滅活疫苗，例如香港注射用的小兒麻痺疫苗。

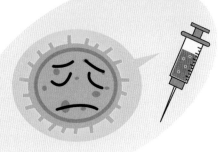

▶目前像水痘等疾病，只要接種一次，使身體產生抗體就能終生免疫。不過由於香港使用的為滅活疫苗，因此需要接種數次，疫苗才能有效。

年歲	建議接種的疫苗
出生後2個月、4個月及6個月	滅活小兒麻痺混合疫苗、肺炎球菌疫苗
一歲半、6歲(一年級)及12歲(六年級)	滅活小兒麻痺混合疫苗(加強劑)

※此表只節錄部分香港兒童免疫接種計劃內容。

疫苗的製作方法

　　不同病毒疫苗的保存溫度及有效期限都不同，但是生產過程大致一樣，只有流感疫苗的製作方法跟時間和普遍疫苗有較大不同。

一般疫苗生產過程

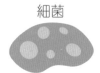

細菌

◀在培養皿培養出目標細菌。

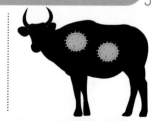

◀在動物細胞中培養目標病毒。

以藥物去除毒性並純化。

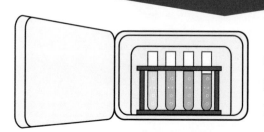

保存在適當溫度中，部分也會以凍結乾燥保存，待使用時才會稀釋。

流感疫苗生產過程（例子）

1　各地觀測站收集當地流行病毒樣本。

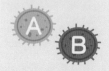

蘋果國

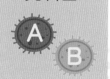

兒科國

2 科學家透過數據分析，預測下一季可能流行的病毒。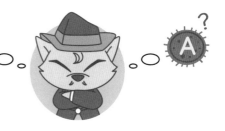

3 藥廠根據分析，把已弱化或死去的病毒放進雞蛋中培養，經過純化及測試後，才會製成疫苗售賣。

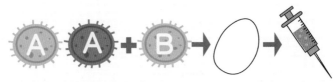

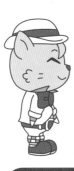

　　由於製作疫苗需時，每年世界衛生組織會提前約半年，就估計及讓藥廠着手製作流感疫苗。

　　由於大部分流感疫苗會放在雞蛋中培育，對雞蛋過敏人士不適宜注射。

　　90年代開始，也有科學家研究以病毒基因製作基因疫苗，避免過敏反應，不過並非所有基因都能生產有效抗體製成疫苗，因此廣泛使用基因製成疫苗上，仍面對一定困難。

並不是任何病都會製造疫苗的，到底哪些病會用到疫苗呢？

　　身體的免疫系統會對外來分子（例如病毒及細菌）產生反應，從而製造抗體，亦即產生記憶細胞記住入侵者的樣子。若要抗體發揮最大的作用，那麼疾病須由病毒或細菌引起，而且該病毒或細菌的樣子變化不大，這樣才能製成有效的疫苗。

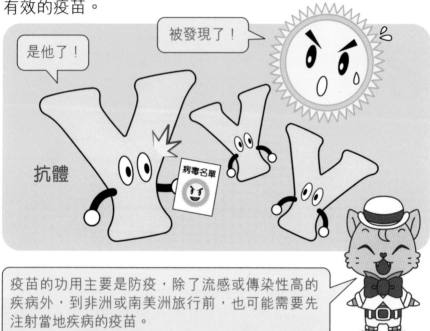

疫苗的功用主要是防疫，除了流感或傳染性高的疾病外，到非洲或南美洲旅行前，也可能需要先注射當地疾病的疫苗。

已經研發的疫苗

空氣或飛沫傳播疾病
（如水痘、麻疹、百日咳等疾病）

　　一般為滅活疫苗，可能需接種多於一次。這幾種病毒的突變機率較低，注射後，如果身體所產生的抗體足夠，維持的保護效果可長達10至15年，效果才會下降。

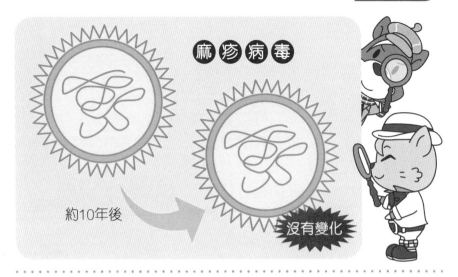

✳ 流感病毒 ✳

　　由於每段時期流行的病毒並不一樣，加上病毒有可能突變，雖然疫苗保護力有約1年，但最好還是每半年注射新的疫苗，提高預防效果。

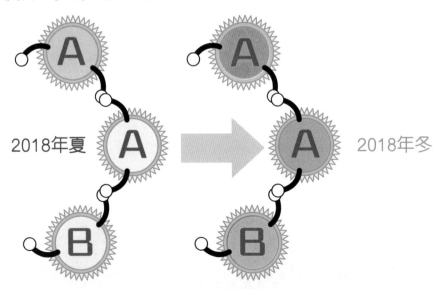

腸道傳染病或蚊蟲傳染病
（如霍亂，日本腦炎、黃熱病等）

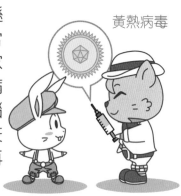

黃熱病毒

如果人們到沙地阿拉伯、亞馬遜河流域等地區旅行時，可能會在當地感染黃熱病。故此，大部分國家規定旅客須在出發前先注射黃熱病疫苗。另外，為預防霍亂、日本腦炎等疾病，也會建議出發前注射疫苗，一般注射後要隔3至10年後再補打加強劑以維持效用。

仍在研究階段的疫苗

以往科學家也研發過癌症和愛滋病疫苗，不過那些病毒突變速度快，一旦突變，就可以避過體內的抗體反應，令疫苗失去保護功效。

癌症（例如：大腸癌、肝癌等）

癌症是由於細胞劇變，不受控分裂而形成腫瘤塊狀。由於那並非傳染病，如果利用一般方法製作疫苗，抗體就分辨不出要對付的劇變癌細胞，因此用傳統方法難以造出有效疫苗。

細胞

癌細胞

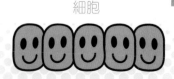
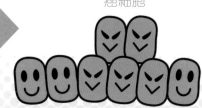

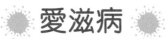

愛滋病

這種病毒在人體內會有巨大變化，改變後會令體內剛產生的抗體無法順利辨認，因此花時間製作的疫苗無法起作用。而且愛滋病毒對人體的破壞力驚人，發病時甚至破壞免疫系統，令人體無法製作抗體抵抗。

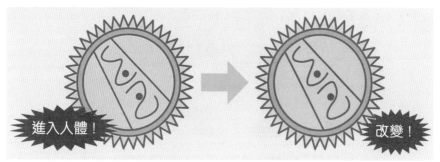

進入人體！　　　改變！

科技大學與美國麻省理工學院合作，分析愛滋病病毒上的尖刺蛋白，從而判斷出病毒的變異方向，阻止及限制病毒感染程度，亦能協助生物學家提出新的免疫原和疫苗接種方法，製作出消滅愛滋病的疫苗。

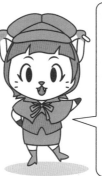

隨着醫學發達，癌症及愛滋病疫苗最近也開始有突破，相信不久以後，有可能研發出有效疫苗。

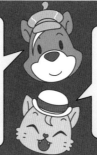

兩種冠狀病毒引起的嚴重急性呼吸道症（SARS）與中東呼吸綜合症（MERS），都因為疫情在短時間內收復，並未有繼續研製疫苗。

可是隨着新型冠狀病毒（COVID-2019）爆發，科學家們又開始討論疫苗的必要性了。

家中抗疫運動

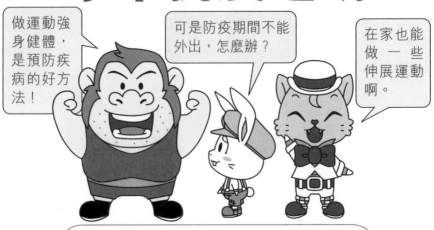

做運動強身健體，是預防疾病的好方法！

可是防疫期間不能外出，怎麼辦？

在家也能做一些伸展運動啊。

低強度的伸展運動

　　長時間留在家中，缺乏運動容易令身體機能倒退。不過我們仍然可以選擇一些伸展運動，既不用很多地方，又能增強抵抗力對付病毒，一舉兩得。

　　平日坐着上課或走路等都屬於靜態活動，大部分血液集中在軀幹及頭部，而四肢的血液流量只有運動時的5%。

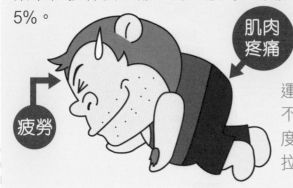

肌肉疼痛

疲勞

忽然進行高強度運動時，血液循環不順加上肌肉柔軟度不足，就會容易拉傷及感到疲倦。

除了用心跳率及主觀感覺分辨運動強度外，也可以用說話測試（Talk test）來判斷。

運動強度	運動時呼吸變化
低等強度	仍能唱歌
中等強度	仍能如常說話
劇烈強度	呼吸急促得不能說話

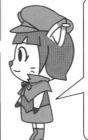

運動強度是指做運動的劇烈程度。熱身時應要做低強度運動，例如是慢跑、原地跳、開合跳等，直到身體感到微熱。

熱身動作

做完熱身動作，肌肉較能伸展，這時候進行伸展運動就有更好成效～

手放兩側站直後，雙腳跳起向外分站，雙手向上舉高。

再跳一次時，雙腳合起，並把手放回兩側。

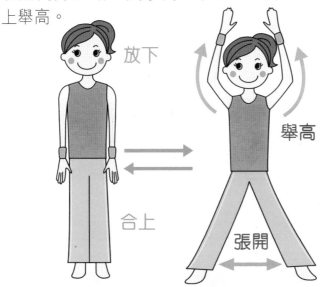

放下

舉高

合上

張開

◀ 開合跳動作不困難，但是需要用到全身運動，而且熱量消耗多，能在短時間內讓整個身體發熱。

伸展運動

伸展運動俗稱「拉筋」，因為伸展關節的動作在過程中會有輕微拉扯到肌肉的感覺。每個伸展動作都應緩慢地做，當感到肌肉輕微拉扯時，停下維持約10至30秒，並做2至4次，令肌肉神經伸展幅度漸漸增加，關節更能靈活度活動。

一些基本伸展運動已包括不同運動要用到的關節，例如下面這些動作能作為不同運動通用的伸展運動。做時左右也要各做一次。

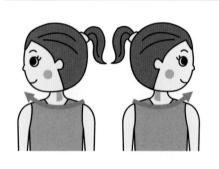

❶頸部

眼望前方，頭部緩緩向左轉，直至頸部右邊感到輕微拉扯。

往反方向重複動作，持續10至30秒，每邊2至4次。

---

❷肩頸

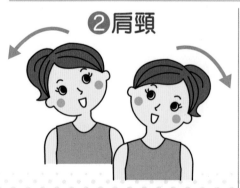

頸向左肩或右肩傾側。

❸肩膊

手臂伸直橫置胸前。

另一手前臂緊扣手肘，並壓向胸口。

④手臂

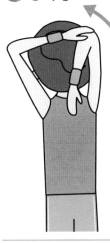

提起手臂
置於頸後

另一手把
手肘輕拉
向自己的
方向。

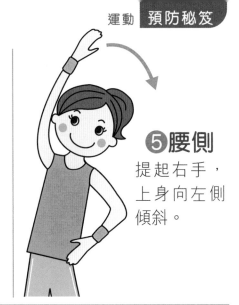

⑤腰側

提起右手，
上身向左側
傾斜。

⑥大腿內側及
後背肌肉

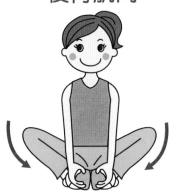

雙腳腳掌相對，雙手
握着腳尖。保持後背
挺直，上半身往前
傾，持續10至15秒，
重複10次。

⑦大腿外側肌

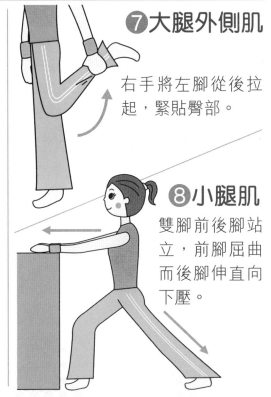

右手將左腳從後拉
起，緊貼臀部。

⑧小腿肌

雙腳前後腳站
立，前腳屈曲
而後腳伸直向
下壓。

自製防疫小工具

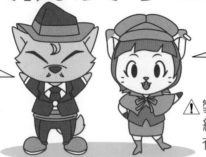

口罩和洗手液都是實用的防疫用品，不過有時候未必買得到……

那就自己動手製作吧！

⚠ 製作口罩及潔手紙前請先消毒所有用具。

舊衣服變身布口罩

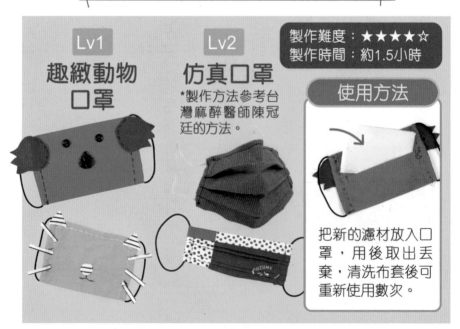

Lv1

趣緻動物口罩

Lv2

仿真口罩
*製作方法參考台灣麻醉醫師陳冠廷的方法。

製作難度：★★★★☆
製作時間：約1.5小時

使用方法

把新的濾材放入口罩，用後取出丟棄，清洗布套後可重新使用數次。

建議濾材：乾的濕紙巾/ 袋裝紙巾/ 廚房紙巾（2張）

清洗方法：視乎布料的最高耐溫度，若不能用沸水浸泡，可用消毒液加水浸泡。

可換濾材布口罩

材料：棉布（可用舊衣服）、棉繩（可用普通橡筋）、
　　　鐵線（如裝飾鐵線，可在文具店購得）
工具：剪刀、熨斗或鐵尺、夾子、針線

趣緻動物口罩

1 先剪出一個19.5×12cm的長方形紙樣，在布上量度2次，裁剪出一塊19.5×24cm的布。

19.5cm
12cm

於長邊對摺。

布的背面朝天。

對摺後的尺寸和紙樣一致。

2 用夾子夾住開口那邊。

3 再將其拉至圖示位置。

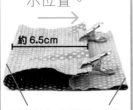

約6.5cm

用熨斗或鐵尺反復按壓上下的摺痕。

⚠ 須在家長陪同下使用熨斗，以免燙傷。

4 縫製耳朵。

拔出夾子並攤開布，畫下標記後開始縫紉。

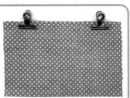

在另一塊布上剪下2個三角形。

耳朵縫紉位置

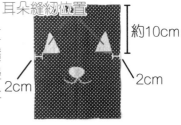

可再縫上眼耳口鼻，而觸鬚等在左右兩邊的裝飾則最後才加上。

約10cm
2cm
2cm

5 於長邊對摺後，縫紉濾材口。

用針線在開口位置的兩邊各縫合約5.5cm。

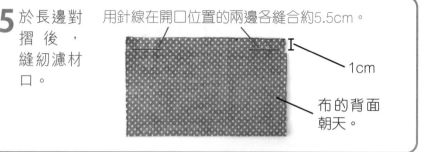

1cm

布的背面朝天。

6 縫紉鐵線。

把布反轉到正面後，如圖摺疊口罩。

從濾材口放入鐵線並推至口罩頂部。

用夾子固定鐵線，再縫紉一條線以防走位。

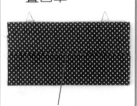

濾材口在中間。

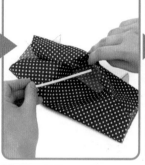

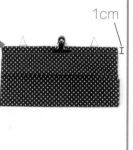

1cm

7 縫紉橡筋。

❶在有濾材口的那面，左右各向內對摺，再用熨斗或鐵尺按壓。

❸分別放在2個摺口內，用夾子固定。

❺把橡筋打結。

❹縫合摺口。

❷剪下2條各長約24cm的橡筋。

8 縫紉觸鬚。

剪下6條幼布條，分別縫紉在口罩正面的左右兩旁。

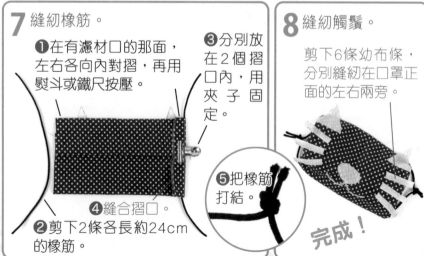

完成！

仿真口罩

1 剪下19.5×16cm的長方形紙樣，在布上量度2次，裁剪出一塊19.5×32cm的布。

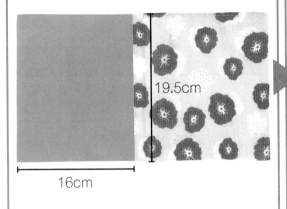

19.5cm

16cm

於長邊對摺。

布的背面朝天。

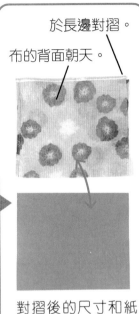

對摺後的尺寸和紙樣一致。

2 縫紉濾材口。

用針線在開口位置的兩邊各縫合約5.5cm

1cm

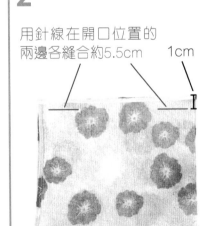

3 把布反轉到正面後，將濾材口拉至圖示位置，然後按照動物口罩的步驟6放入及縫紉鐵線。

2.5cm

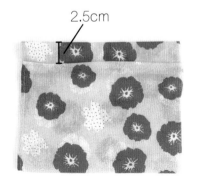

4 將布反轉，在沒有濾材口的一面畫上標記。

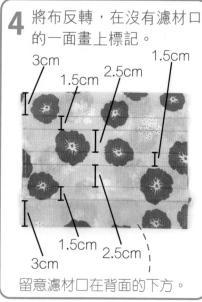

3cm
1.5cm
2.5cm
1.5cm
1.5cm
2.5cm
3cm

留意濾材口在背面的下方。

5 摺出口罩摺痕，每摺一次用熨斗或鐵尺反復按壓。

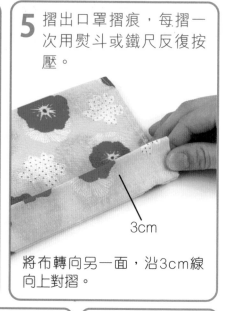

3cm

將布轉向另一面，沿3cm線向上對摺。

將布反轉，沿1.5cm線向內摺。

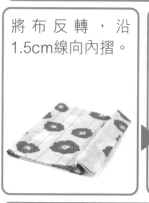

將布反轉，沿2.5cm線向上對摺後，再將布反轉並沿1.5cm線向內摺。

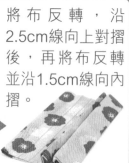

餘下的處理方法相同，完成後如圖。

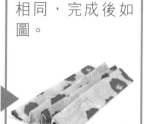

6 縫紉橡筋。

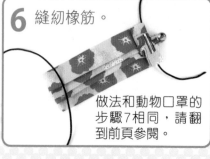

做法和動物口罩的步驟7相同，請翻到前頁參閱。

完成！

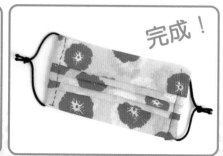

外科口罩VS自製布口罩

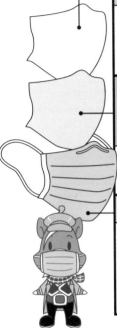
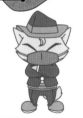

可吸濕的不織布		薄棉布
吸附用家的水氣及汗珠，維持布面乾爽。	內層	吸走用家臉上的濕氣。
熔噴不織布	過濾層	濕紙巾 /袋裝紙巾/廚房紙巾
過濾3μm*以上的細小微粒。		可阻隔粉粒。
防潑水的不織布	外層	薄棉布
阻隔水珠狀液體如唾液、飛沫及粉塵。		可吸附飛沫，缺點為不防水。

*1μm=0.001mm
（μ音似mew）

濕紙巾是不織布，其纖維不規則，孔洞較小，故過濾能力高。

花粉
（20μm）

灰塵、飛沫
（5μm）

病毒有時會依附在飛沫上，並經飛沫傳播。

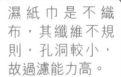

但自製的口罩仍然無法取代外科口罩啊！

口罩不能阻止病毒穿透，但可阻隔依附在飛沫的病毒。

細菌
（3μm）

病毒
（0.3μm）

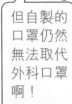

梘液變身潔手紙

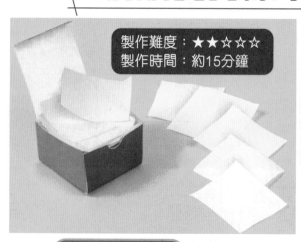

製作難度：★★☆☆☆
製作時間：約15分鐘

使用方法

沾濕雙手後把一張潔手紙放在掌心搓揉至起泡，然後沖洗乾淨。

製作方法

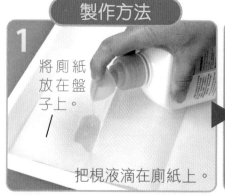

1 將廁紙放在盤子上。

把梘液滴在廁紙上。

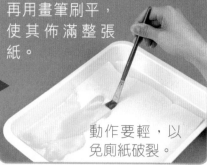

再用畫筆刷平，使其佈滿整張紙。

動作要輕，以免廁紙破裂。

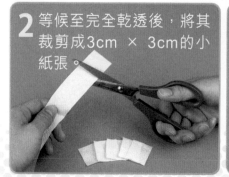

2 等候至完全乾透後，將其裁剪成3cm × 3cm的小紙張。

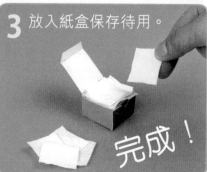

3 放入紙盒保存待用。

完成！

去油殺毒的妙法

　　梘液的表面活性劑可清除油污甚至殺毒！除了梘液，肥皂、洗頭水、洗潔精等也含有這物質。

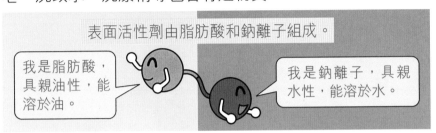

表面活性劑由脂肪酸和鈉離子組成。

我是脂肪酸，具親油性，能溶於油。

我是鈉離子，具親水性，能溶於水。

脂肪酸接觸到油污時會黏在其上。

物件表面
（如衣服或碗碟）

是油啊！

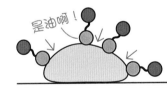

用水清洗時，鈉離子會依附水並牽扯脂肪酸向水移動。

是水啊！

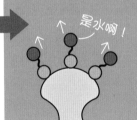

油污被扯成多個小塊，帶離物件表面並被水沖走。

病毒由蛋白質外殼及遺傳物質組成。

蛋白質外殼

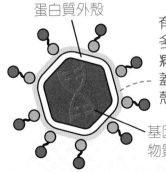

基因物質

有些病毒有多一層油質病毒包膜覆蓋着其外殼。

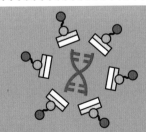

脂肪酸能破壞病毒包膜，使基因物質失去保護，病毒因而瓦解。

擊敗病毒遊戲

製作難度：★★☆☆☆
製作時間：約30分鐘

所需材料：p.125、126紙樣、剪刀、漿糊筆

沿實線剪下 ——— 沿虛線內摺 ------
塗漿糊處 沿虛線外摺 ------

❶沿長方框剪下福爾摩斯和病毒的紙樣。

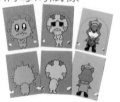

❷將正反兩面合併，再沿藍線剪下圖案。

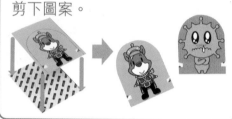

❸沿黑線剪下A，將A與B的背面合併。

正面

背面

B
A
B

有紅色箭咀的邊對齊。

❹沿藍線剪下。

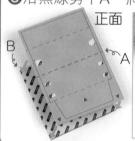

❺如圖貼上C在黏貼處。

C C

只有兩邊塗上漿糊。

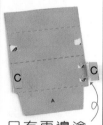

❻將E和F如圖黏在D的背面。

D

E

F

E

F

只有兩側塗上漿糊。

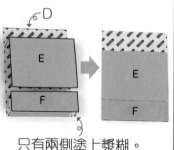

❼如圖將它們合併。

插進F裏。 黏好。

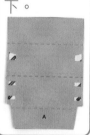

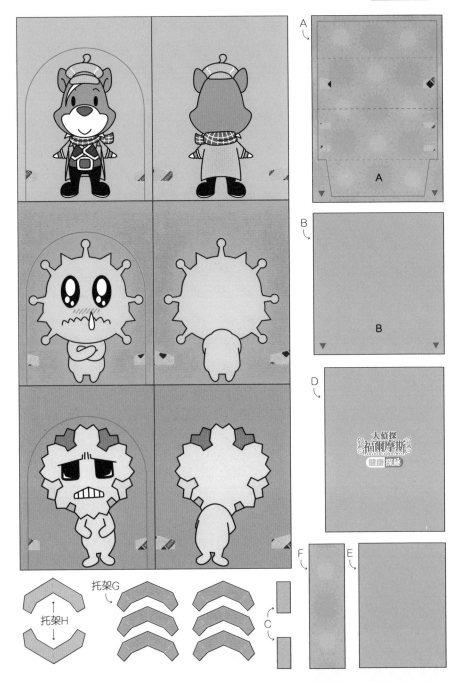

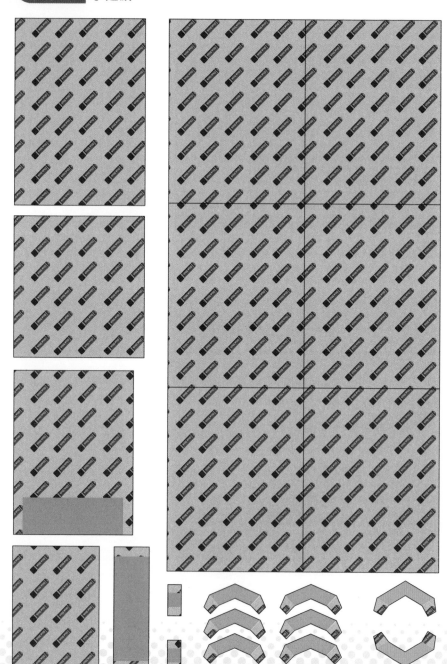

❽沿虛線摺好托架,將托架G貼在圖案正面的黏貼處。

托架G

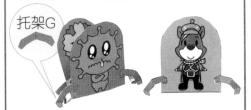

❾如圖用托架將3個圖案和A連接起來。

必須按順序。

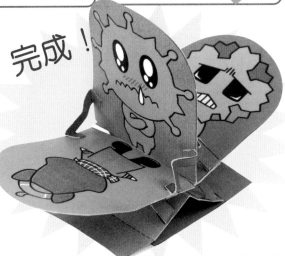

❿將托架H貼在最後圖案的背面,並插進C裏。

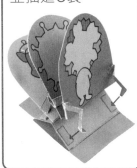

完成!

玩法 用豆、珠子、橡皮擦、手指等將病毒逐隻擊退,便可與福爾摩斯會合。

倒下　　　　彈起

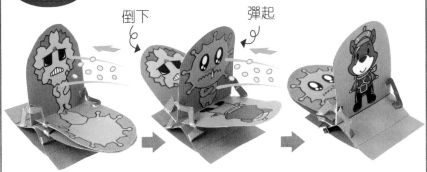

127

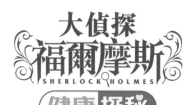

策劃 / 厲河　　漫畫 / 月牙
編撰 / 《兒童的科學》、《兒童的學習》編輯部
封面及內文設計 / 葉承志
編輯 / 羅家昌

出版
匯識教育有限公司
香港柴灣祥利街9號祥利工業大廈2樓A室

承印
天虹印刷有限公司
香港九龍新蒲崗大有街26-28號3-4樓

發行
同德書報有限公司
九龍官塘大業街34號楊耀松（第五）工業大廈地下
電話：(852)3551 3388　　傳真：(852)3551 3300

第一次印刷發行　　　　　　　　　　　　2020年7月

想看《大偵探福爾摩斯》的
最新消息或發表你的意見，
請登入以下facebook專頁網址。
www.facebook.com/great.holmes

f 大偵探福爾摩斯

翻印必究

ISBN:978-988-79706-8-2
香港定價 HK$60
台灣定價 NT$270

若發現本書缺頁或破損，
請致電25158787與本社聯絡。

網上選購方便快捷　購滿$100郵費全免　詳情請登網址 www.rightman.net